I0790624

Medicinal Natural
&
Gratitud Eternal
El Rosicler

Medicinal Natural
&
Gratitud Eternal

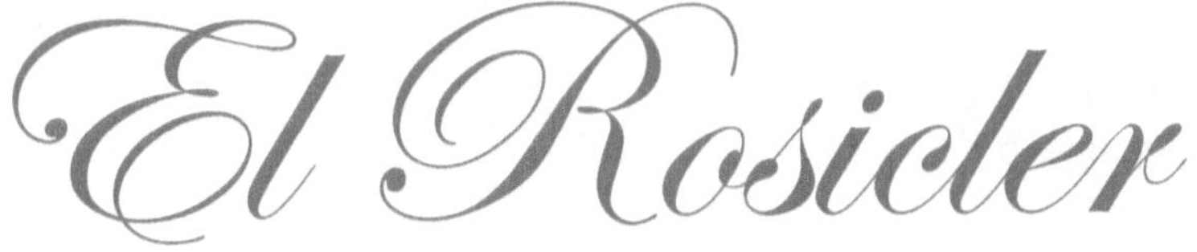

Rafael Guaroa Moreta Batista

Titulo:
Medicina Natural y Gratitud Eternal

Autor:
Rafael Guaroa Moreta Batista

Corrección/ Epílogo:
Julián Morillo Casado

Prólogo:
Dr. Rafael Osiris Rivas Vargas

Diagramación:
Liz Belkys Alcántara

Semblanza

Rafael Guaroa Moreta Batista

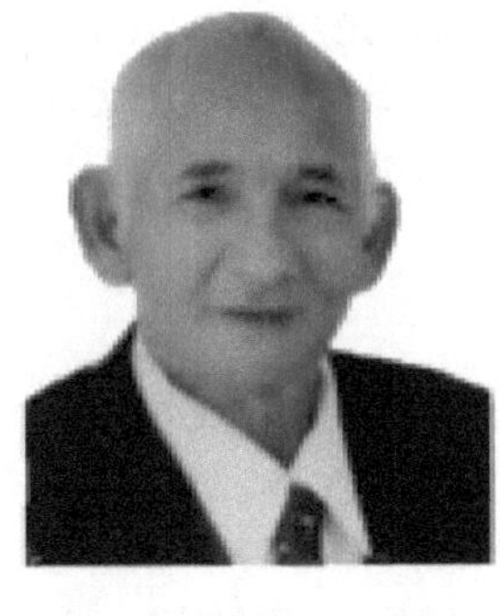

Corría el año de gracia de 1934, y el 6 de mayo nace en la ciudad de Bonao el niño a quien sus padres, Florentino Moreta Feliz y su madre Paulina Batista, le dieron el nombre de Rafael Guaroa, quien ocupó el cuarto lugar de ese conceptuoso matrimonio. Sus otros hermanos fueron Anacaona, María Onaney (EPD) y Antonio Tamayo (EPD).

Este niño nació en la casa solariega de la Familia Batista Bautista, donde comienza a recibir, orientado por sus tíos, al calor de mimos y cariño, las primeras letras y las primeras pautas educativas.

Llegando el tiempo de asistir a clase con bases pedagógicas, se matricula en el primer curso de la educación primaria en la Escuela Generalísimo Trujillo, siendo su profesor Don Porfirio Matos Batista, una de las pléyades de Maestros de la Ciudad Olímpica de La Vega, que trajera a nuestro pueblo el déspota e inmoral Petán Trujillo.

En este centro Educativo termina la Educación primaria e intermedia, por lo cual se matricula en la escuela normal Luisa Erciná Chevalier, donde logra obtener el título de bachiller en Ciencias Físicas y Naturales. La condición económica de su hogar le impidió continuar los estudios universitarios de la época, lo cual no fue óbice para que éste lograra obtener un título de la educación universitaria, pues fue privilegiado con una licenciatura (honoris causa) por la Universidad Adventista Dominicana, en su Campus de Sonador, en el año 1992.

Este niño, Rafael Guaroa, se destacó desde sus primeros años de la educación primaria como un exponente virtuoso de la Oratoria, por lo que sus maestros lo equiparon con el gran orador dominicano Monseñor Arturo de Meriño, el cual recibió el galardón de llamársele el Pico de Oro.

Su cultivo intelectual fue impulsado en gran manera por la labor de sus tíos en el hogar familiar, entre los cuales podemos señalar a su virtuosa y renombrada tía María Batista Bautista; ello le ayudo en forma tan decidida que, siendo aún un imberbe, lo hicieron merecedor de alcanzar la meritoria posición de Inspector de Educación en el Distrito Escolar No.56, que operaba en el otrora Municipio de Bonao. Concomitantemente con la inspectoría educativa, ocupó el cargo de Supervisor de Educación de Adultos, donde fue favorecido por las enjundiosas cátedras del gran educador portorriqueño doctor Ismael Rodríguez Bou, considerado como el mejor andragogo a nivel mundial.

El profesor Moreta Batista, ha sobresalido en innumerables áreas del saber, pues ha sido considerado como el mejor orador de nuestra provincia, también escritor, poeta, político, catedrático universitario, amén de ser autodidacta. En el año 1961 logra obtener el primer lugar en un concurso de oratoria que llevó a cabo la misión Adventista Dominicana, cuando el colegio Dominicano estuvo laborando en Herrera del Distrito Nacional, conquistando como premiación una beca para estudiar dos años de Teología en el Atillian College, ubicado en Puerto Rico. Otras entidades le han otorgado galardones y preseas, tales como: Feria del Libro Santiago, en el año

2005; el Instituto Duartiano, en 1988; la Universidad Tecnológica de Santiago (UTESA), en 1999; la Universidad Autónoma de Santo Domingo, en su centro regional del Cibao Central (CURCE-UASD), en el 2008; la Unión de Escritores de Monseñor Nouel, en 2008.

En el campo de la Enología ha realizado innúmeras actividades y productos, que le han dado una merecida consideración como la del Listín Diario en año 1995. Como escritor ha publicado seis obras bajo los títulos: La Huerta de la Libertad, Jirones Sapienciales, Luminares de la Historia, Las Proles de mis Dolores, Mixturas de amor y la actual de Medicina Natural (estas obras se encuentran a la venta en Amazon). En el año 2008, en la celebración de los 500 años de la fundación de Bonao, el Ayuntamiento Municipal le otorga un reconocimiento en el cual lo distingue como: "Hijo meritísimo, Poeta Excelso y como quien mejor expone la lengua que hizo inmortal Miguel de Cervantes Saavedra".

Ha contraído tres matrimonios, en los cuales ha procreado a Guaroa Florentino, Mayda Mirloth, Sissy Escarleth y Rafael Guaroa.

El mundo de las redes, en su infinito contenido de informaciones de todo tipo, nos ofrece cada día novedosos e interesantísimos aportes que nos permiten mejorar nuestra condición de salud en dos vertientes: Una para aliviar, mejorar o curar afecciones y trastornos de salud; la otra para prevenir o evitar esas afecciones.

 Prof. Rafael Guaroa Moreta Batista

Prólogo

En los pocos miles de publicaciones que de este tipo he consultado, en ninguno he encontrado algo parecido al contenido real del Yodobet, contenido real porque es demostrado por pruebas de laboratorios de importancia industrial. El Yodobet contiene 1.32ppm de yodo natural, de yodo orgánico, y éste a su vez es la materia prima con que la tiroides ejerce su reinado sobre el metabolismo de nuestro cuerpo. Al estabilizar la tiroides se estabiliza el metabolismo, y a su vez las condiciones metabólicas que favorecen desórdenes patológicos del metabolismo humano. La pandemia de la diabetes se puede, en el menor de los casos, estabilizar, mejorando grandemente la condición de vida de esos pacientes. El asma bronquial, alergias crónicas, trastornos renales, rebeldes al tratamiento convencional, así como trastornos inflamatorios crónicos han sido reportados como eliminados o por lo menos mejorados en un gran porcentaje por sus adoloridos y respectivos pacientes.

Además de esas propiedades medicológicas y salutíferas del Yodobet, las condiciones gustativas y deleitantes de este producto son sencillamente sublimes. De estas atractivas condiciones dan testimonio personalidades como el Dr. Cruz Jiminián, el Dr. Abraham Albino, el Dr. Nelson Inoa, el Dr. Ricardo Nieves, y claro, mi humilde persona. Además han sido reportados numerosos casos de caballeros que han informado de inesperados efectos afrodisíacos tras usar este producto.

No pretendo ponerles límites al intelecto y capacidad del Profesor Moreta, de quien me confieso su fan, pero el Yodobet, mucho más que una joya, es un tesoro completo muy difícil de igualar o repetir.

Dr. Rafael Osiris Rivas Vargas

 Prof. Rafael Guaroa Moreta Batista

Prefacio

Fue en la memorable nochecita del 30 de mayo del 1961, cuando en connubio con la historia y con la gloria, una pléyade de patriotas, compuesta por: Tunti Cáceres Michel, Antonio de la Maza, General Antonio Imbert Barreras, Teniente Amado García Guerrero, Huascar Pastoriza Neret y Don Luis Amiama Tió, dieron con furico y glorificado arrojo al traste con la tiranía que energúmena y sádica oprimía y conculcaba los fueros sacrosantos de la Patria bien amada. Este acontecimiento de magnitudes excelsas, motivó que las entrañas más recónditas de nuestro país, fueran sacudidas con acontecimientos que dejaron estupefactos a los más profundos analistas.

Pillajes, turbamultas y otros medios que usa el encono fiero, se dieron a sentir, lo que motivó que hasta las instituciones internacionales como las Naciones Unidas, tuvieran que intervenir para que el sosiego que es norma y manera de vivir de los pueblos civilizados de la tierra, nuestro país lo disfrutara. No podemos olvidar, como la voz oficial propalaba por la radio televisora la Voz Dominicana, donde invitaba a toda la ciudadanía nacional a esperar el aleccionante PILLAJE, en muchas regiones nacionales este método aleccionante fue ejecutado pero con especialidad aquí en Bonao, donde tenía su asiento lujúrico y despótico el malhadado y tristemente recordado Petán Trujillo, a quien un honroso e inmortal hijo de este pueblo, ido ya de la terrígena existencia, el sabio y polifacético Profesor Arsenio Egidio Velásquez Sosa, quien cual tromba indignada llenaba todos los sitios de diversión de nuestro pueblo, manifestando su desafección a la erébica tiranía trujillista y también repulsando la manera mezquina y ruina de Petán con especialidad con el honor, el pudor y la libertad de las familias de nuestra comarca.

Motivo de esto fue, que el cacique comarcano el sádico y criminoso Petán, sintiera que con estos mensajes del ilustre Viejo Jillo, con ello erosionaba cual gotera sobre la roca las sádicas y pervertidas obras de su lujúrico y mezquino poder, fue por ello, que el lujúrico mónstruo le invitó a comparecer a su fastuosa oficina, donde el lujo y el boato eran deslumbrantes y llegado Ejidio, lo encara acremente: "¿Dígame, señor Velásquez, porque usted disiente de una manera tan soberana contra el glorificador gobierno de mi hermano y la obra constructiva y activa que yo mantengo en este pueblo, con la cual beneficio a todos los sectores con especialidad a la juventud?". Ante esta manifestación descarada, Ejidio atrevidamente le responde: "puede usted creer señor Petán, que sería justo estar conforme y satisfecha la ciudadanía nouelense con la implementación de los rigores inhumanos, que nos aplica usted y su hermano, siendo el sistema criminoso que nos aplican que no es otro, el de un tornillo despiadado nos masacra por arriba, el de su hermano, y el suyo apretándonos por debajo".

De este choque que sus rayos de grandeza y opulencia representada por el sádico y lujúrico Petan y la esencia humilde y valiente de Ejidio, dio como resultado el que la humildad terminara en las ergástulas con especialidad en la ominosa 40 montaje energúmeno de la tiranía, y el diabólico Petán continuara su obra lujúrica, coercitiva y mezquina con sus más deshonradores criterios y el concurso de sus mezquinos y ruines adláteres.

Petán, y sus ruines y desvalorizados acólitos consideraban que la libertad valía una nota musical y la dignidad un block pintado: ¡oh mezquina ruindad!

Dijimos, que la decapitación del mónstruo de Trujillo había motivado un caos y un estado que las Naciones Unidas y otras instituciones de valía continental como la Universidad de Rio Piedras en Puerto Rico, vinieran al país en procura de brindar sus sanos haberes para que nuestra Patria, se enrumbara por los caminos de la funcional democracia. Fue así como el Consejo de Estado que regía los intereses de la gobernalidad nacional, hiciera arreglos con las Naciones Unidas y la Universidad de Rio Piedras, de esto dio como resultado la creación de un proyecto que siendo la Secretaria de Estado de Educación y Bellas Artes la sustentadora principal, recibiera el nombre de Programa de Educación Cívica, con el cual se llevaría a cabo actividades tendentes a regar la luz de la democracia a lo largo y ancho del territorio nacional.

La principal responsable de este bienhechor proyecto sería la Secretaria de Educación contando con un equipo sapiencial de maestros de la Universidad de Rio Piedras encabezado éste, por el sabio andragogo doctor Ismael Rodríguez Bou, este equipo también contaba con un sabio expositor de la esencia democrática el doctor Rafael Colorado y otros valores capaces y enjundiosos, como el ingeniero Arroyo Riestra y de nuestro país el enminente Doctor Georgilio Mella Chavier.

Para iniciar la diseminación de la simiente democrática que traían estos luminosos sembradores, nos trae a colación histórica preñada de gratitud a la figura y la obra inmortal del gran antillanista Don Eugenio María de Hostos y la enjundiosa siembra del Profesor Juan Bosch, el Sembrador. La labor primera de la Dirección General de Educación de Adultos, fue preparar un ejército de valores intelectivos a nivel nacional, compuesto por 100 jóvenes bachilleres reunirlos e instruirlos bajo la sabia obra de los maestros portorriqueños y dominicanos durante dos meses.

Para este proyecto, fuimos escogidos de Bonao el valiosísimo joven y profesor Tomás Ramón Marte Quesada y mi humilde persona. Bonao contaba para esa época con dos distritos escolares, el numero 55 dirigido por el eminente hijo de Mao Profesor Juan Antonio Reyes Fernández, hijo éste del gran poeta de la Barranquita Juan de Jesús Reyes y el distrito 56 dirigido por el Profesor Antonio Acosta Marmolejos, donde yo desempeñaba mis funciones como Supervisor de Educación para Adultos.

Estos distritos escolares, estaban ubicados en el edificio de la escuela Manuel Aybar. Ya designados como Supervisores de Educación de Adultos, tuvimos que asistir durante dos meses a participar en el edificio de la Secretaria de Educación en Santo Domingo, donde se impartían charlas diarias, teniendo como expositores al equipo de catedráticos de la Universidad de Rio Piedras ya dijimos que este estaba dirigido por el Doctor Ismael Rodríguez Bou considerado como el mejor andragogo del mundo y también junto a este el Doctor Rafael Colorado, quien de estatura pequeña pero con un universo de conocimientos en su cerebro, nos brindada sus aportes sapienciales buscando con ello la desintoxicación de nuestros cerebros el envenenamiento que la tiranía de Trujillo había vertido en nuestras conciencias. Entre sus brillantes exposiciones recuerdo la intitulada: Atrévete a Pensar.

Ya finalizada la etapa de charlas y el adiestramiento democrático que se nos hizo, fuimos cada uno de los 100 participantes del proyecto democratizador de Educación Cívica a sus respectivos pueblos a sembrar la simiente democratizadora, contando para ello con material y equipos visuales y auditivos con los cuales nos trasladábamos a las diferentes secciones de nuestro municipio contando para ello con unidades en vehículos preparados para tal fin, donde contaba dicho equipo con un técnico diestro en dar películas, mensajes audio visuales y exposiciones de nosotros con lo cual orientábamos y facilitábamos conocimientos a los lugareños de cada sección o paraje donde llegábamos, con el propósito centrado en votar democráticamente en el certamen electoral que habría de llevarse a cabo el 20 de diciembre del 1962. Pasado el certamen electoral en cual concluyó con la diafanidad esperada, nosotros los supervisores y los funcionarios designados por la Dirección General de Adultos nos centramos en seguir adiestrando y brindando conocimientos a las áreas de la Educación donde el señor supervisor regional de Educación de Adultos Profesor Don Cándido Pichardo se trasladaba de una manera constante y regular a darnos las pautas a seguir en los días venideros.

     Prof. Rafael Guaroa Moreta Batista

Hay que hacer constar que la unidad audiovisual tenía a su servicio un técnico muy capaz el señor Domingo Pichardo.

Seguía la vida y el quehacer popular, y desgraciadamente en septiembre del 1963 el profesor Juan Bosch, que había sido electo como presidente constitucional en las elecciones recién pasadas, fue depuesto por los sectores que propugnaban por ideales no de acuerdo con la esencia democratizadora y revolucionaria del profesor Juan Bosch, dando al traste con su gobierno con un incruento golpe de estado.

Depuesto el presidente Bosch, gobernó el país un Consejo de Estado el cual hizo los cambios del gabinete nombrando los incumbentes que les consideraban necesarios entre ellos el Secretario de Educación, al cambiar el funcionario educativo éste hizo los cambios en los estamentos inferiores, entre ellos al Doctor Mella Chavier. Gracias a Dios a nosotros los funcionarios inferiores se nos mantuvo en nuestras posiciones.

El nuevo gobierno, hizo arreglos con los auspicios de entidades extranjeras entre la que contó la entrada al área Educativa del Cuerpo de Paz, el cual era uno de los organismos perteneciente a los proyectos del gobierno de los Estados Unidos en su proyecto de la Alianza para el Progreso, aquí en Bonao no se hizo esperar la presencia y la acción de un equipo de funcionarios del cuerpo de Paz, que vinieron con instrucciones activas y efectivas y brindar en el área Educativa material humano y los demás medios necesarios para formar de acuerdo a sus propósitos, nuevos maestros los cuales aportarían al país las nuevas técnicas que en la ciencia Educativa se estaban introduciendo.

Para hacer más efectiva la siembra pedagógica que los funcionarios del área del Cuerpo de Paz se proponían llevar a cabo, se hizo con cursos activos y efectivos de utilizar maestros capacitados y conocedores a fondo de las esencias Educativas en el país, se dispuso el envió a Estados Unidos a una Universidad encargada de dar cumplimiento al propósito, a dos funcionarios directivos de la Educación pública de Bonao y fueron ellos el Profesor Antonio Acosta Marmolejos quien fungía como ya lo habíamos dicho de inspector del distrito escolar número 56, como también al talentoso Profesor Bolívar Antonio Batista Canturencia, quien fungía como director de la escuela Manuel Aybar. Para satisfacer los propósitos que acordaron la Secretaria de Estado de Educación y los representantes en el País del cuerpo de Paz, había que hacer los cambios necesarios en las posiciones Educativas de nuestro pueblo, fue por ello que a mí como supervisor de Educación de Adultos se me designó como Inspector de Educación sustituto, en lugar del profesor Antonio Acosta Marmolejos.

Fue cuando al quedar vacante la dirección de la escuela Manuel Aybar que ocupaba el Profesor Bolívar Batista Canturencia me vi en la necesidad como inspector de Educación de designar el sustituto de la dirección en la escuela Manuel Aybar al Profesor Julián Guerrero Rodríguez, quien en la ausencia del

          Prof. Rafael Guaroa Moreta Batista

Director Batista Canturencia había ocupado esta posición sin recibir remuneración alguna.

Continuaron en normalidad las actividades relacionadas con los nuevos proyectos, pero como llegan las flores a la primavera así llegaron los sucesos pertinentes al interés de la vida, en mis funciones de Inspector de Educación llevando a cabo visitas que tenían el propósito de presenciar de visú el comportamiento y las condiciones infra humanas por así decirlo de los maestros que se desempeñaban en el área campesina con especialidad en la región montañosa, era realmente desgarrante y consternador las condiciones tristes y paupérrimos de esos esforzados jóvenes, que se desempeñaban como profesores, especialmente recuerdo en las maneras casi inenarrables en que el profesor del paraje el Torito que está ubicado en el área limítrofe del municipio de Bonao y la Provincia de San José de Ocoa, donde para llegar allí hay que darle 50 pasos al Rio Yuna y uno al Rio Tireo, se puede decir que a quien le tocara la desgracia de ser arrastrado por las impetuosas torrenteras del Yuna, solo le tocaría la fatalidad de encontrar su cadáver en la desembocadura de este gigante acuífero en la Bahía de Samaná.

No me asiste la esencia de poetizar estas onerosas y triste realidades, sino vierto en estas descripciones el más veras realismo, pues allí en la poca población que existía vi niños que afectados de parásitos como la nigua tenían las piernas hinchadas que parecían sufrir de elefantiasis. En esta condición consternante y lamentosa procedí con la calidad de ser funcionario del estamento directivo que ocupaba, darle la orden al joven profesor Eleodoro Amador Hiciano, de que se trasladara a la comunidad de Juan Adrián en el municipio de Piedra Blanca y ocupara una vacante que en la escuela de allí había. Para llegar a la región montañosa de la cordillera central en nuestro municipio hay dos entradas que permiten la llegada por ellas a las regiones más distantes de esa parte de nuestro territorio, una de ellas está en los Quemados paraje de la sección la Salvia y la otra en la parte sur por la sección de Bejucal, la primera escuela a la cual llegaba por la entrada de Bejucal lo es la del paraje de Bejuco Aplastado, allí fungía como profesor el talentoso joven Guillermo Bartolo Luna quien por su eficiencia en las escuelas inferiores donde le tocó impartir docencia, llegó a ocupar posición de maestro en el Liceo Plan de Reforma Francisco Antonio Batista de esta ciudad.

De ahí continuábamos la ruta y llegábamos a los Pozos Blancos, donde ejercía de maestro el célebre profesor Abelardo Vargas Vallejo (Yayo), quien sufría un defecto físico desde su nacimiento que le impedía caminar erecto, hago saber, que para realizar este recorrido de supervisión escolar me hacía acompañar del dinámico y consecuente Profesor Leonel Jiménez, llegando a durar esta actividad supervisora hasta 15 días, el Profesor Leonel Jiménez, se desempeñaba como profesor en la escuela de emergencia del Botado de Blanco, el profesor Leonel Jiménez dejaba como sustituta en sus funciones a su joven esposa la cual poseía la capacidad necesaria, para darle al servicio los más óptimos frutos.

Luego de supervisar los Pozos Blancos, nos

     Prof. Rafael Guaroa Moreta Batista

adentrábamos y caímos en el paraje del Capac, donde estaba el afectuoso y eficiente profesor Bautista Rosario (cariñosamente Bauta); continuábamos y llegamos al paraje el Pino del Yuna donde fungía como profesor el consecuente y eficiente Freddy Reyes, el Pino del Yuna está en un lugar de una depresión montañosa, donde el sol se llega a ver al medio día, aquí hicimos nuestra labor supervisora, pernoctamos aquí y al otro día, continuamos nuestro recorrido y llegamos al Torito, donde impartía docencia como ya dijimos el profesor Eleodoro Amador Hiciano, quien llegó a alcanzar ser el Director de la escuela Manuel Aybar de esta ciudad como reconocimiento a su óptimo carisma y desenvolvimiento pedagógico. Salidos de aquí visitamos la escuela de la Cienaguita, donde laboraba el profesor Gonzalo Acosta Pimentel, hoy extinto, (en esta comunidad de la Cienaguita tenía su residencia el prestigioso y honroso cafetalero Don Román Jaques y su honrosa esposa Doña Negra Hernández. La residencia de Don Román Jáquez, era tenida como refugio de todos los perseguidos por asuntos políticos. A más en esta comunidad hizo residencia durante largo tiempo el prestigioso padre del doctor Caraciolo Vargas Genao connotado escritor de nuestra provincia y médico eminente tanto en el país como en otros países del área americana) con este maestro, con Gonzalo, llegué a forjar una estrecha amistad, ya que era un lector muy asiduo y llegamos a afinar y a facilitarnos los trabajos literarios que como cultores de la poesía éramos, de la Cienaguita llegamos al Cruce de Blanco y deteniéndonos en el comercio propiedad del señor Lalán Saviñón, ingerimos un refrigerio para calmar la sed que nos acosaba, aquí visitamos la escuela de este lugar donde fungía como maestro el laborioso Negro Martínez, quien pese a esta escuela estar ubicada en la zona cafetalera, supo manejar los intereses de la productividad de esa región y los intereses escolares al mismo tiempo.

Continuamos realizando el trabajo de supervisoría y llegamos a la cabecera de esta sección Blanco y allí tuvimos la satisfacción de supervisar la escuela en la cual fungía como Profesor el señor Don Tomás Jiménez, padre del profesor que me hacía compañía y tuvimos la gratísima satisfacción de ver como Don Tomás tenía en condiciones muy bien logradas el orden y ornamento de la casa escuela, pues los años no habían doblado la virilidad y el espíritu de lucha que pese a su edad longeva, tenía este ser dotado de valores que honraban a su carismática prosapia. Continuamos la trayectoria, embriagadas nuestras almas por el aporte incentivador que nos brindara Don Tomás y llegamos al paraje del Rodeo, donde encontramos en plena actividad laboriosa al joven Marcelino Tronilo, quien había abandonado la carrera Sacerdotal y se había decidido a ser maestro antes que cura, aquí almorzamos en la casa del amigo Calixto Fortunato Castillo, quien nos brindó un opíparo y suculento sancocho y su esposa había podido lograr que el fruitivo sazón cibaeño fuera la esencia predominante en el proficuo plato.

Ya con el estómago harto, satisfecho por lo que habíamos ingerido, continuamos el recorrido para llegar al lejano paraje de el Pichón, lugar este que se encuentra en la divisoria del municipio de Bonao y Constanza y allí en el trayecto carcaboso que conduce

     Prof. Rafael Guaroa Moreta Batista

a la escuela donde los pinares son harto abundosos, se deleitó la esencia más sensible de mi contemplativa alma con los armoniosos trinos de un jilguero que cual esmeraldinas perlas volátiles pululan en este vergel bendito de nuestras tierras.

Como el sol que cumple su misión lumifuga al darnos calor, así encontramos en el humilde tugurio que servía de escuela al carismático Profesor Fifo Reyes, quien dentro de la familia educativa era un proverbio, quien incentivaba con su gracia y carisma a todos los martirológicos compañeros, terminó con éste el último quehacer de la supervisoría y llegados a las ciudad, Leonel regresó a su escuela y yo quedé en la oficina de mi posición burocrática y aquí compartí con Don Julio César Polanco, mi capaz secretario y con el fiel y eficiente mensajero Don Félix Antonio Molina, los fructíferos logros que en nuestro periplo habíamos logrado. Así continuó la vida y con ella los sucesos que dentro del área educativa y poblarina se pormenorizaban.

Había un acuerdo entre jóvenes, que como estudiantes de las escuelas normales que funcionaban en diferentes pueblos del país, el cual consistía en que el estudiante que terminara sus estudios como Maestro Normal, la Secretaria de Educación estaba en la obligación de darle una posición inmediata como maestro.

Para dar cumplimiento a este compromiso, la Secretaria se veía en la obligación de crear si no la había la brecha ocupacional para dar cumplimiento al contrato ya formalizado, aquí en Bonao y en el distrito escolar donde yo fungía como Inspector, habían unos cuantos jóvenes que habían terminado de graduarse de Maestros normales y la Secretaria estaba en la ineludible obligación de emplearlos.

Entre estos jóvenes, puedo señalar al buen y valioso Profesor Porfirio Santiago Batista (E.P.D.), quien con insistencia me reclamaba que le diera cumplimiento a su merecida solicitud. No dejaba la Secretaria de exigirme que procediera a la cancelación de los maestros, que durante el año escolar habían logrado el más bajo tanto porciento de promoción, hay que señalar, que la baja promoción en el año escolar sucedía en la zona montañosa, por que los padres se veían en la necesidad de ocupar sus hijos en la recolección del café, ya que ésta era casi la única fuente productiva de que disponían, y ésto era la causa de la deserción escolar, que se producía y obligaba a que los maestros no pudieran contar con la asistencia necesaria en esa época del año. Sin haber asistencia el maestro no podía instruir.

El secretario de mi oficina lo era el señor Julio César Polanco Gómez, a quien por su destreza en el manejo de la maquinilla de esa época, se le podía considerar un virtuoso y éste conceptuoso y laborioso, cumplía con su deber y cada día, lo primero que hacía era darme a conocer el nuevo telegrama, en el que el Secretario de Educación, me exigía dar cumplimiento a la disposición de cancelación y puesta en ejecución la colocación de los jóvenes maestros. Yo tozudo y tal vez rebelde ante la autoridad superior, tomaba el telegrama y tal vez no le daba el más decente uso. Esto motivó que el Secretario diera instrucciones al señor Director Regional de Educación el profesor Tadeo Alvarez, quien se hizo acompañar del Señor

          Prof. Rafael Guaroa Moreta Batista

Profesor Cándido Pichardo y se trasladaron a Bonao, donde deberían aplicar de una manera drástica el cumplimiento de la disposición del señor Secretario, que consistía en la cancelación inmediata de los maestros que habían obtenido la más baja promoción en el año y dar cabida a los jóvenes maestros, para así darle cumplimiento al inhumano e injusto contrato.

Consternadores y álgidos acontecimientos conmovían el sosiego y la paz de nuestro pueblo, por lo que hemos considerado, que la situación bullente, causa ello de la libertad lograda por el País con la decapitación del tirano hicieron, que éste se conmoviera, con especialidad en Bonao, libre ya del malhadado estado de opresión y sumisión a que lo tenía condenado Petán Trujillo.

Estos acontecimientos de encendido carácter, donde más se escenificaban era en el Liceo Secundario Elías Rodríguez, donde las organizaciones estudiantiles entre ellas el fogoso y activo Flavio Suero, se hacía eco de las movilizaciones estudiantiles que se escenificaban en la UASD. Llegó a un estado tan exagerado el encono estudiantil, que el estudiante Ricardo Espinal, le dio una bofetada al Capitán de la Policía que comandaba el destacamento de esa institución en esta ciudad. Ricardo era hijo de Don Darío Espinal el cual fungió como síndico municipal, en esa época.

Concomitantemente, en esos mismos días, en una visita que girara a esta ciudad el connotado político Doctor Juan Isidro Jiménez Grullón a la casa del ex Senador por el PRD Ingeniero José Delio Guzmán, se presentó una patrulla de la Policía Nacional, produciéndose un estado de agitación donde se le diera muerte al chofer del connotado político.

Esto causó una gran revuelta, donde los estudiantes del liceo Elías Rodríguez encendieron el fuego de la indignación llegando a que los maestros de ese Centro Educacional salieran en desbandada y se alojaran en la Escuela Manuel Aybar donde estaba ubicada la oficina de Educación que yo dirigía, hay que destacar, que la escuela Manuel Aybar está situada a escasos metros del plantel del el Liceo Secundario y ésto motivaba a que, cuando los estudiantes del liceo se agitaban, arrastraran a los alumnos de la Manuel Aybar, ese día entre los maestros que se alojaron en nuestra oficina, estaba la Profesora de nacionalidad española, Doña Julia de Cervilla, a quienes cariñosamente se le conocía como La Madame, en este estado de ebullición que motivó la irrupción de la policía, donde despiadadamente lanzaron una bomba lacrimógena que motivó una situación tal, que esta profesora entre el grupo que nos encontrábamos allí llegara al estado de desmayo, por lo que yo encaré acremente al comandante del grupo policial, el cual parecía una verdadera bestia uniformada el Teniente Arismendi Guerrero, quien pese a ser tío del Director de la Escuela Manuel Aybar Profesor Julián Guerrero no tuvo piedad, porque las órdenes que tenía era dar una lección muy fuerte a las movilizaciones estudiantiles.

En estos mismos días, acontecieron en Bonao otros sucesos muy graves, causa ello de la ardiente pasión política de miembros de partidos políticos, como el PRD y el 14 de Junio; entre estos acontecimientos tuvo lugar el sabotaje que consistió

  Prof. Rafael Guaroa Moreta Batista

en cortar postes de luz del sistema eléctrico de alto voltaje ubicados en el paraje de Ingenio entre los que participó en la delictuosa acción estaba el Profesor de la Escuela Manuel Aybar Oscar Rosario miembro, éste de una honorable familia de este pueblo a quien el fervor político lo llevó a participar en este acto de alta peligrosidad para las familias del Cibao Central.

Esta situación me hizo tener que comparecer a la fortaleza del Ejército Nacional, donde se apersonó en actividad investigativa ante el suceso de esencia alto peligrosa el general Antonio Imbert Barreras, uno de los ajusticiadores del tirano, donde pedimos que se tratara con lenidad al Profesor Rosario Columna.

En otro suceso de esencia muy peligrosa, participó en unión del joven Rafael Brito, el Profesor Luis Rafael Batista Canturencia, extinto ya, en una actividad proselitista del partido 14 de Junio en el Parque Duarte, llegaron al soberano estado de ebullición política, de quitarle el fusil a un guardia, esto me hizo nueva vez presentarme a la fortaleza a pedir clemencia por el Profesor participante en esta atrevida empresa, el cual era maestro en la Escuela Manuel Aybar. Esta situación de carácter subversivo, nos hace considerar, que el Bonao de esos días se parecía a una paila en estado de ebullición, cuando se elabora el caramelo.

En el desacato de rebeldía en que me atreví a practicar con el señor Secretario de Educación se puso en acción el enfrentamiento del huevo contra la piedra, el Señor Secretario era la demoledora piedra y yo el débil y frágil huevo, por lo que el Señor Tadeo Alvarez en su condición de Director Regional de Educación, con asiento en La Vega, dispuso mi degradación de la posición de Inspector de Educación y como Supervisor de Educación de Adultos que yo era a la vez, trasladándome a La Piña de Cotuí, disposición la cual no cumplí quedándome sin funciones, pero la misericordia del Eterno Padre del Amor no me desamparó y ya sin ocupación, me vi en la necesidad de ir a convivir con mis tías Toña y María en la casa que hoy ocupa el prestigioso y buen abogado Doctor Anyolino Bautista Jiménez, en la calle Máximo Gómez, quien también es asiduo consumidor de mis productos medicologicos.

Dr. Ramón Anyolino
Bautista Jiménez

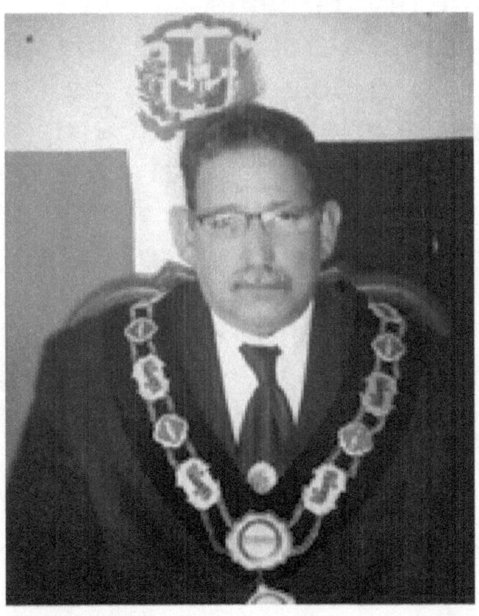

   Prof. Rafael Guaroa Moreta Batista

En el año 1942, mi tía María fue nombrada como profesora en la distante comunidad de Hato Viejo, lugar este que hoy pertenece al municipio de Maimón de nuestra provincia Monseñor Nouel.

Las condiciones del trayecto de Bonao a Hato Viejo, podían considerarse martirológicas, porque eran un verdadera Viacrucis donde los bancos y los lodazales que las constates lluvias que caían en nuestro municipio eran harto calamitosas, como una nota de recordación indeleble en mi ser constituyó el atrevimiento que mi tía María, tenía que desafiar constante, el momento en que ella a la una de la madrugada se levantaba de su lecho para hacer los apresto del desafío que era el solo pensar en recorrer la martirológica ruta.

No podré olvidar jamás cuando a esa hora de la madrugada, ella me hacía dejar el calenturiento lecho, para adentrarme en los oscuros y peligrosos lugares para llegar a buscarle el caballito Rucillo, en que se dirigía a su compromiso laboral y apostólico y llegar a la residencia del señor Reyito Vallejo en procura del noble bruto.

A esa hora mientras en la cocina hacíamos el café, sentíamos que algo con insistencia caía sobre el techo de yagua que cubría la cocina, importante habitación del hogar. El sonido lo ocasionaban las piedrecillas que tiraba el renombrado Mélido quien como un demente manso convivía entre los lugareños bonaeros. Mélido pese a su estado de enfermedad mental que adolecía, servía en la labor hogareña de mi pueblo, pues éste realizaba el trabajo de mucho valor e importancia, pues para que le dieran el concón que producía el arroz al cocinarlo este realizaba la molienta del arroz; la llegada de Mélido a esta hora, nos hacía creer que como un regalo del Cielo llegaba a consolarnos en la exigencia que la vida hacia a mi invalorable tía María para llegar como el sol, en su labor luminiscente, a su apostólico deber.

Por otra parte, mi tía Toña que fue para mí como sol a mi cultivo intelectivo, pues ella sembró en mí las semillas que generarían la opípara esencia inspiracional, ella me llevo por los mundos sublimados y esclarecidos de la poética mundial haciéndome degustar la miel sublime que prodigan los versos maestros de los más grandes poetas del poemario eterno. Me hizo valorar los sublimes viandajes de José Martí, José Santos Chocano, Amado Nervo, Rafael de León y nuestro vate azuano Héctor José de Regla Díaz, como del gran Fabio Fiallo y el inmortal aeda mexicano Amador Nervo y de otros que hoy ocupan el sitial de la inmortalidad en el parnaso de la inspiración eterna.

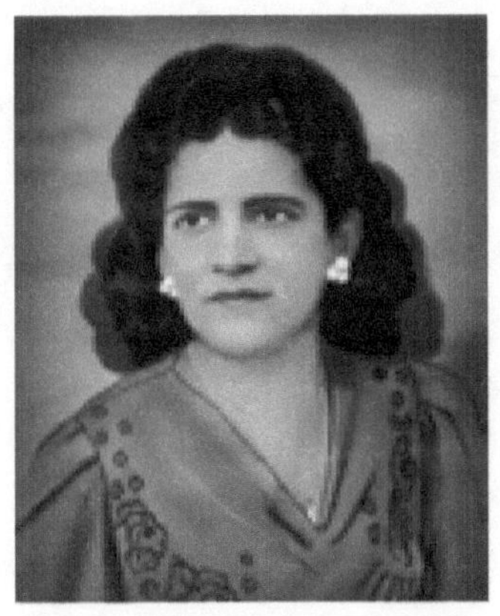

Antonia Batista (Toña)

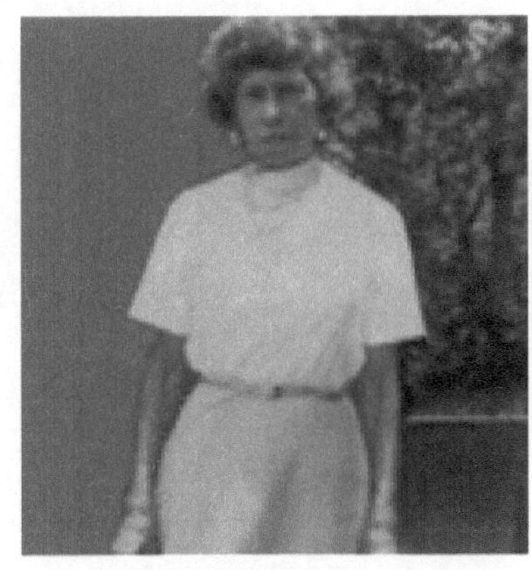

Prof. María Batista Bautista

   Prof. Rafael Guaroa Moreta Batista

Nace El Rosicler

La idea de elaborar la tierra había estado ardiente en mis anhelos desde que mi ejemplarizador abuelo, Don Basileo Batista alias (Pájaro), me llevaba en la grupa de su caballo a la finca de su posesión ubicada en el Paraje de Caño Grande, la cual luego se la tuvo que ceder al malhadado y tristemente recordado Petan Trujillo, el arte poético se consolidó en mis aspiraciones pueriles, pues siendo un imberbe leyendo el periódico el Caribe encontré el profundo y bien logrado poema La Samaritana de un inspirado poeta Colombiano coterráneo de las inmortales figuras de José Asunción Silva, José María Vargas Vila, Jorge Isaac, el cual reza así.

La Samaritana:
Al abrir mi balcón esta mañana…

Toda su gracia el aura mensajera…

Dejó caer sobre la frente arcana…

De una linda y gentil samaritana…

Convertida en piadosa limosnera…

Porqué implora a tan temprana hora…

¿O qué extraño destino perseguía?…

Hermana del amor y de la aurora…

Cuando tu mano temblorosa implora
…
Luce más bello el Rosicler del día…

          Prof. Rafael Guaroa Moreta Batista

El nutrimento inspirativo de esta sublime pieza poemática, se arraigó en mi conciencia y pedí al Padre de las Luces Eternas, que me ayudara a materializar en una obra activa y efectiva el esencial y conceptual caudal inspirativo del Rosicler. La casa en que conviví con mis tías está ubicada en la calle Máximo Gómez número uno y en la parte posterior de ésta había una porción de tierra yerma, la cual era propiedad del señor Bautista Henríquez, que residía en Santo Domingo, pero que estaba emparentado con nuestra familia porque su hermana Juanita estaba casada con mi tío Vicente, se la solicitamos en virtud de préstamo y nos la facilitó.

Mi tía María, quien en el valer soberano, fue para mí como el sol que sabe brindar en el cenit sus más fúlgidos destellos, ésta me fue la sombra protectora en mis conquistas intelectivas, al yo estar desocupado le propuse que me facilitara su ayuda pecuniaria para yo ponerme a laborar el solar que estaba desocupado y en él hacer una hortaliza, en la cual ocupara mi tiempo y con ella producir algo económico, para con ello ayudar las exigencias del día a día.

Ella, consecuente y amorosa, me trajo de la comunidad de Los Amapolos donde laboraba como maestra a un señor para que este me ayudara en la elaboración de los canteros, que tenía que hacer, cumpliendo así las exigencias del quehacer hortícola. Frente al lugar donde realizaba la hortaliza vivía un señor que su haber económico y su esencia altruista ocuparon en la historia de mi pueblo un sitial sin paragón, pues poseía posesiones ganaderas y agrícolas de holgada valía, pues silente como la brisa leda, sabia cubrir las innúmeras cuotas a quienes en el área Universitaria exigía a quienes se matriculaban como estudiantes.

Don Luis Columna como respondía el nombre de este altruista ser, me supo traer de su finca en Jobobán, una gran porción de estiércol porcino que hacia producir con elevada redituabilidad la Huerta de la Libertad. Supe producir con tan magnánimos aportes jugosos frutos, que eran la verdadera satisfacción de quienes contemplaban mis entregas laborales. Entre estos admiradores, debo signar al consecuente primo Don Luis Lample Batista.

Allí en este quehacer terrígeno, adjunto al haber inspiracional se convirtió realidad El Rosicler, produje allí los más superiores frutos de mi obra literaria, pues aquí escribí a Colegiala Quinceañera, A Duarte, Los Niños de mi pueblo y otras producciones con los cuales pude hacer mi libro la Huerta de la Libertad, este libro fue mi primer publicación, gracias a los aportes altruistas y mecénicos de nuestro inmortal pintor Don Cándido Bidó y el esclarecido hijo de Villa Altagracia, Don Cándido Gerón.

De la producción hortícola lograda en este empeño laboral fue el medio con el cual logré hacer mi primer realización en el campo de la enotecnia. Mi amistad entrañable con el profesor y poeta Don Marino García, fue la que me hizo adquirir el conocimiento de la elaboración del vino, este gigante de la inspiración y la pedagogía fue quien me dio la base y los recursos cognoscitivos para poner a producir mis aspiraciones Rosiclerinas, con este pautage y la jugosa producción de rábanos de mi humilde labor hortícola fue que logré

 Prof. Rafael Guaroa Moreta Batista

hacer mi primer tanque de vino de rábanos yodado.

Por esos días llegó a Bonao el Ingeniero Rolando Reyes Tió, hijo éste del Señor Inspector de Educación Profesor Juan Antonio Reyes Fernández y su esposa la Meritoria Educadora Doña Laura Tió. El Ingeniero Reyes Tió, quien fue asilado por el gobierno del general Pinochet tras el golpe de estado que este le diera al Doctor Salvador Allende, quien fuera electo Presidente de la república de Chile. Este golpe de estado lo motivó la ideología socialista del doctor Allende. El Ingeniero Reyes Tió había sido invitado por el Doctor Allende con el fin de implementar proyectos doctrinarios, a la sombra de los ideales socialistas, ideología en que se había cultivado el Ingeniero.

Deportado éste por el Gobierno de Pinochet a Noruega, en este país nórdico, Rolando se matriculó en la Real Universidad Federicana de Oslo, donde tras aprender el noruego, alcanzó el título como Ingeniero Científico, siendo así el primer Latinoamericano que alcanzara este nivel académico en dicho país. Ya Rolando aquí en Bonao, me honré con realizar una visita a su residencia sita ésta, en la calle Salomé Ureña de Henríquez ubicada en la misma zona qué ocupa el Ayuntamiento Municipal y donde tenía su residencia el Ingeniero José Delio Guzmán.

En esta visita que le hice, al Ingeniero Reyes Tió, consecuente y con la afabilidad y condescendencia que le es característica, al yo referirle de la actividad hortícola y medicológica que en el área natural estaba iniciando, con presteza y esencia de colaborar conmigo, buscó entre el gran cartapacio de libros y documentes que había traído de Noruega, la enciclopedia científica noruega y se dispuso a darme los conocimientos científicos que posee el rábano, con los cuales nutrí mis haberes cognoscitivos. Logrados estos nuevos haberes, con ellos con más fervor y ahínco fue cuando adelanté mis propósitos y luego tras recibir la gran

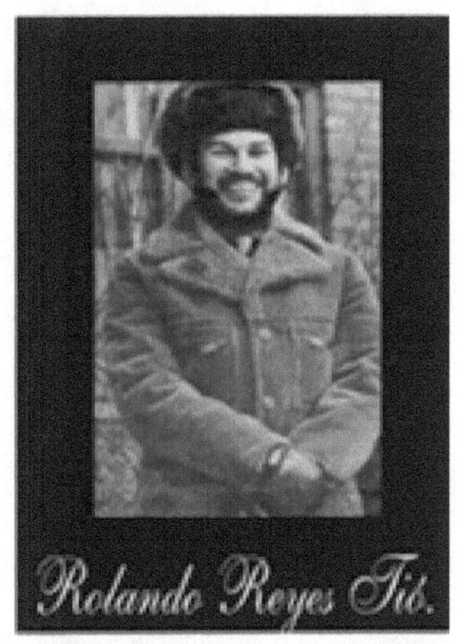

cartera de conocimientos, que me vertiera el honroso y talentoso amigo el Doctor Fausto Pérez Fernández, poeta eximio que honra la poemática nouelense también vertió en mí, grandes conocimientos.

En visita que yo girara a la vivienda de mi hermana Anacaona, donde también vivía en su residencia aledaña el inmortal hijo de este pueblo el Profesor y Poeta Marino García, quien ya me había dado de su polifacético haber intelectual la fórmula de elaborar vinos, vi por fortuna entrar a las oficinas telefónicas de Codetel, que se encuentran ubicadas frente a frente a donde vivía el Profesor Marino a un personaje, de carisma honrosa y haberes profesionistas muy cultivados, pues este personaje por sus estudios académicos es un capaz, humanista y altruista médico, que siendo hijo de dos seres que la historia y la gloria han coronado con la inmortalidad, me refiero a Doña Aniana Ondina Vargas Jáquez y el

     Prof. Rafael Guaroa Moreta Batista

connotado Periodista franco macorisano Don Rafael Rivas Jerez.

No es otro el personaje a que anteriormente me referí que había llegado a las oficinas de Codetel que el eminente Médico Doctor Rafael Osiris Rivas Vargas (Rafelito), le hice saber la empresa que estaba iniciando y éste con la idiosincrasia de ser altruista que le asiste, me oyó detenidamente dándole el apoyo a mis ideas con las cuales mas cimenté de una manera muy ardiente mis propósitos rosiclerinos.

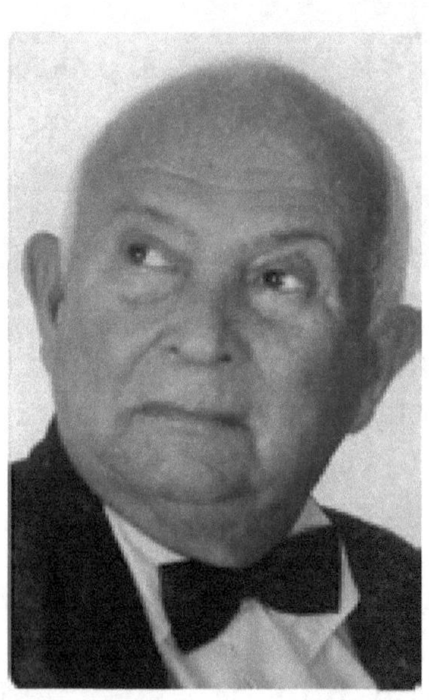

Profesor Marino García

Todos estos aportes cognoscitivos que me habían brindado, los personajes antes descritos, me coronaron con éxito muy satisfactorio, pues aquí mismo en la residencia del vate y maestro ya extinto el Profesor Marino García que con su laboriosidad le sustentaba el vito de día a día a su familia, y al haber educacional e inspiracional eran un proverbio, llegó un personaje que extinto ya lo corona el honor y la gloria por haber sido un principal comandante en la gesta gloriosa de Abril del 1965, y a quien yo describo como el hijo moral de más estatura que naciera en Bonao y este lo es, el Coronel Randolfo Núñez Vargas (extinto ya)a quien no le asistió en su honrosa vida la angurria corruptiva, pues antes que acaparar millones

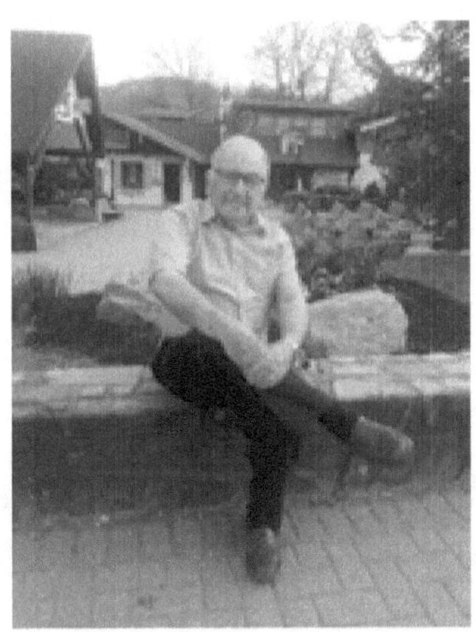

Coronel Constitucionalista
Randolfo Núñez Vargas

de pesos se dedicó a la humanista causa de la ecología.

Núñez Vargas era miembro dirigente de principalía en la Sociedad Ecológica Nouelense, institución ésta que había adquirido una porción de terreno como de 5 tareas de extensión en el sector aledaño al Instituto Agrario Dominicano de aquí de Bonao, en estos terrenos la sociedad Ecológica daría los pasos tendentes a hacer un vivero, pero no habían logrado este bienhechor fin y fue cuando el Coronel Núñez Vargas, en su condición de Presidente de la entidad Ecológica al oír y compartir espiritualmente con el proyecto de mi propósitos, me instruyó que ocupara el terreno susodicho, lo cual hice con avidez de sediento ante el venero que le brinda el agua, en este terreno mi primer siembra fue hacer un considerable plantío de rábanos con el cual, a más de vender parte de la producción en el Mercado de los Productores, que para ese tiempo se había utilizado el antiguo Parquecito Bartolomé Colón, lugar este que más luego fue cedido por el Ayuntamiento Municipal para que el inmortal Maestro Don Cándido Bidó, erigiera su inmortal Obra La Plaza de la Cultura, el resto de la producción de rábanos lo utilicé en la elaboración de vino de donde ya se materializó la fructífera idea de elaborar mi producto el insuperable YODOBET

          Prof. Rafael Guaroa Moreta Batista

COMPUESTO.

El haberle propuesto al Doctor Rafelito Rivas, como cariñosamente se le llama, significó para mí la necesidad de buscar algunos recursos económicos con los cuales comprar equipos y materia prima.

En esta etapa fue cuando comencé a elaborar mis productos como el YODOBET COMPUESTO y el vino de zanahorias, para lo cual el Doctor Rivas, en su profunda disposición de ayudarme en mis afanes de elaboración de productos y otros órdenes, supo éste como si hubiese sido un obrero común y corriente coger una caja conteniendo las muestras que debíamos llevar al Instituto Tecnológico Dominicano, y él repito no tomó pareceres sino que llegando a Santo Domingo agarró la caja y la puso en su hombro y como un común y corriente trabajador llevó la caja y la depositó en la Institución Científica, para que le practicaran los esperticios de rigor en el orden analítico.

Después de realizarle los análisis a los productos y ser los resultados de estos de una óptima calidad, eso motivó a que invitara a un grupo de amigos para que fueran socios en la naciente empresa, entre estos consecuentes colaboradores debo recordar con la gratitud más elevada, al Abogado ya extinto el Doctor Freddy Castillo Bazil como por igual al Profesor José Alfonso García Tineo, Nelson Gómez, quien siendo funcionario en la Universidad Adventista Dominicana participó dinámicamente en que la empresa, EL ROSICLER alcanzara niveles de productividad muy significativos.

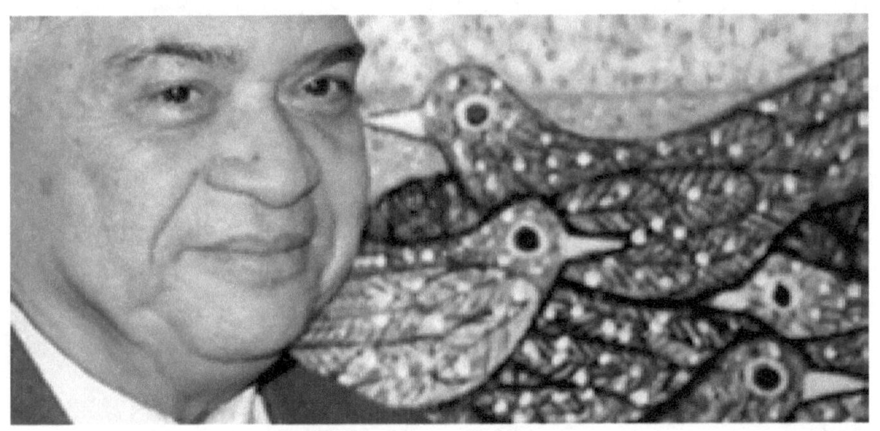

MAESTRO CÁNDIDO BIDÓ

Ya hemos dicho de la ceción que me hiciera el honroso Coronel Randolfo Núñez Vargas, de la porción de terreno perteneciente a la Sociedad Ecológica, por lo que me vi en la necesidad de buscar un local bien amplio en la que pudiera elaborar los productos que nos exigía la demanda.

Para ésto adquirimos un salón bien amplio que fuera en otro tiempo una panadería, este local pertenencia a mi ex alumno Juan Agripino Collado el cual también fungía como socio de nuestra empresa, aquí llegamos a tener una producción bien significativa pues logramos elaborar unos 60 tanques de 55 galones cada uno, cantidad ésta que la teníamos a la espera de que algunos grandes interesados aparecieran.

Para elaborar esta cantidad utilizamos la siembra que habíamos hecho en la porción de terreno que nos cedió el Coronel Núñez Vargas y también el

     Prof. Rafael Guaroa Moreta Batista

cultivo que nos hacia un amigo de Sonador el cual respondía al apodo de La Ciega y era hijo de Don Moreno Núñez, Alcalde éste con mucho prestigio que ejercía sus funciones en la susodicha sección.

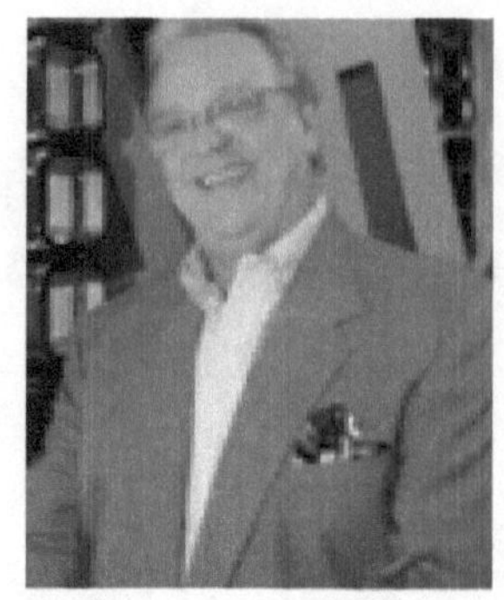

Don Freddy Veras Goico

Ya con este material elaborado, puedo decir sin ilusión sino con base valedera y cierta que Dios, comenzó a abrirme canales para promover a grandes alturas mi inventiva rosicleriana.

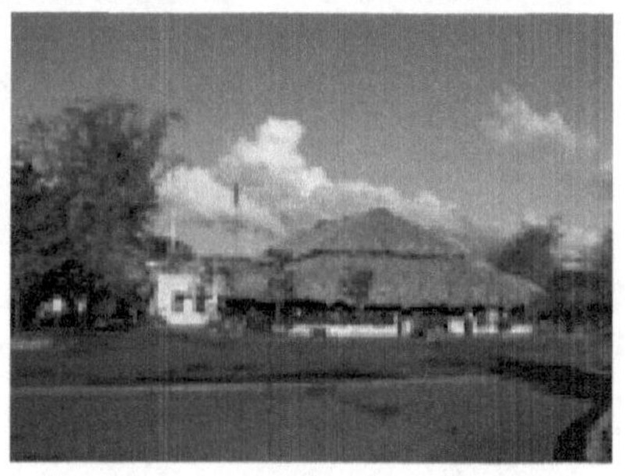

Restaurante Típico Bonao

Sucedió un día en que yo salí del local donde realizaba la producción, a hacer una diligencia donde tenía que pasar frente al famoso establecimiento creado por el activo empresario Don Oscar Batista García, el cual le puso como nombre Típico Bonao, este establecimiento, tenía la fama de ser el lugar de más prestigio como restaurant en esta ciudad, ese día se encontraban en el susodicho

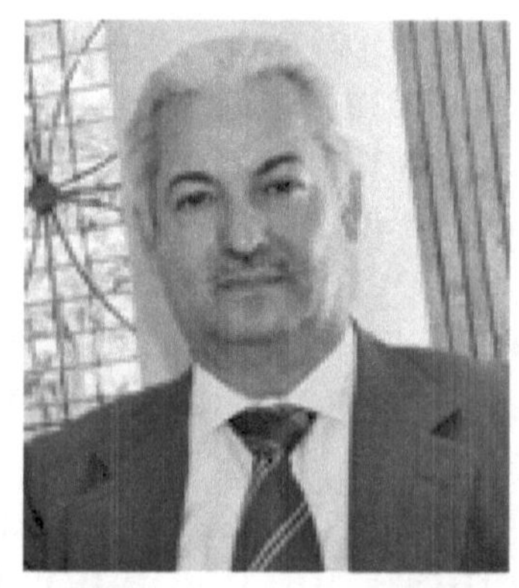

Don Santiago Batista García

establecimiento dos figuras de alto quilataje y relieve en la televisión nacional, pues laboraban con el genial e inmortal artista Don Freddy Veras Goico y el dueño ya, de la plaza comercial el Típico Bonao licenciado Oscar Santiago Batista y García, este era hijo del extinto Don Oscar al verme pasar frente a su establecimiento, solicito y ecuánime, me llama para presentarme las dos figuras, las cuales eran el sin igual Felipe Polanco (Boruga) y el otro lo era Jochy Santos. Santiaguito como se le llama cariñosa y popularmente al hijo de Don Oscar, le refirió a los artistas en cuestión, la labor vinícola y medicológica que yo realizaba, y ésto me hizo tener que ir a buscar

Felipe Polanco (Boruga)

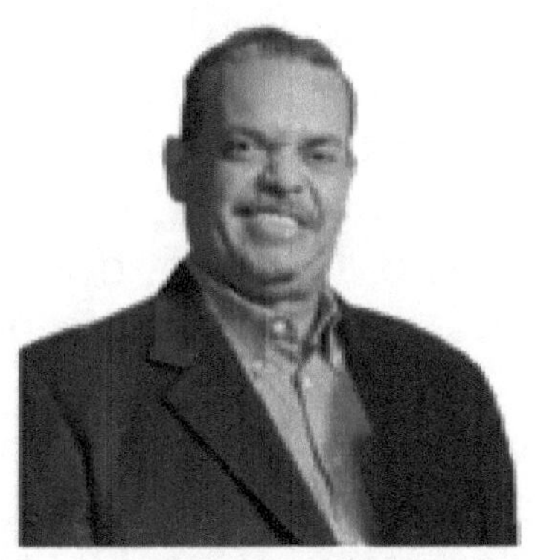

Jochy Santos

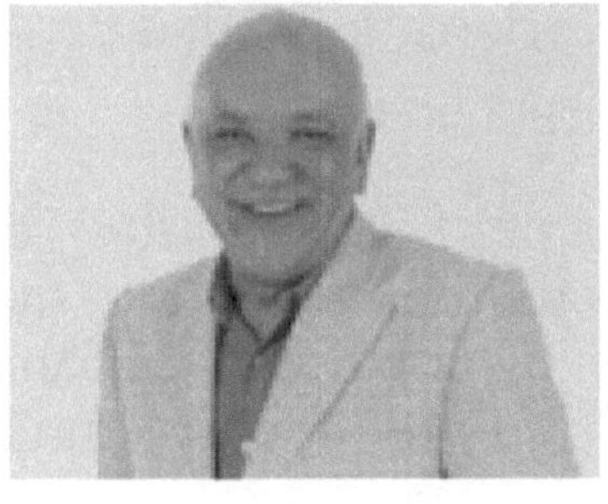

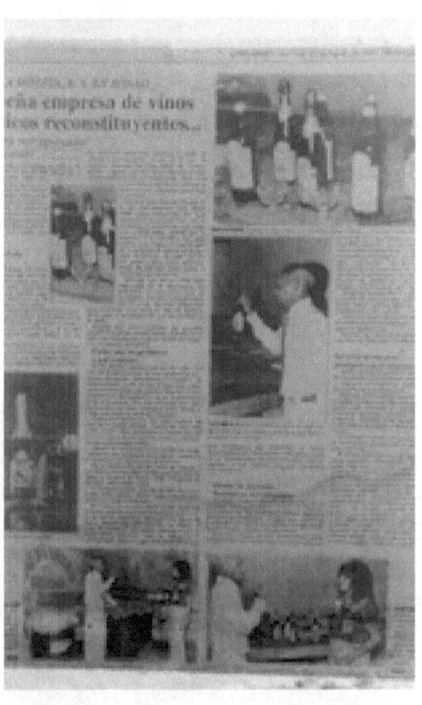

Trabajo del Listín Diario y su periodísta la Licda. Venecia Joaquín, en procura de colaboradores para la fábrica de productos El Rosicler.

a mi establecimiento un par de litros del YODOBET y el vino de ZANAHORIA, los cuales después de haberle dado a conocer la elaboración de éstos, ellos me recibieron los productos y tuve el honor de que éstos les fueran entregados al genial Freddy, los cuales utilizó en la noche subsiguiente para promoverlos en su famoso programa que presentaba en la televisión llamado Punto Final.

Este trabajo promocional llegado al interés de Freddy, motivó que el periódico el Listín Diario enviara a su periodista más cotizada la licenciada Venecia Joaquín, quien ocupó la cartera de Directora General de Telecomunicaciones, en el gobierno del doctor Joaquín Balaguer. Esta encumbrada figura me supo testimoniar que sólo se sentía ser mujer cuando usaba el Yodobet el cual yo le facilitaba. El trabajo prestigioso y valioso del rotativo nacional en cuestión dio frutos de una valía tal que el Listín Diario, me facilitó sin paga una página entera, la cual se publicó el Domingo 27 de Agosto del 1995, donde Doña Venecia, podríamos decir que, sorprendida de mis logros se esmeró en hacer un trabajo honroso y valioso con su arte en el quehacer periodístico, quiero señalar, como un aporte a la memoria ilustre del padre de Oscar Santiago Batista García, Don Oscar, que falleció en el año 1978 quien en un lamentable accidente automovilístico perdió su honrosa y fructificadora vida en Los Alcarrizos, a la edad de 48 años en el Distrito Nacional.

Los valiosísimos aportes del Listín Diario y de don Freddy Veras Goico, dieron como resultado, que dos eminentes personajes de nacionalidad cubana, que vivian en el país y que en el área medicológica y comercial, supieron traer a nuestro país al gran artista del cine y la televisión de nacionalidad dominicana, que realizaba una labor de gran prestigio en el cine mexicano, el artista Andrés García esto fue cuando se introdujo en nuestro país el costoso medicamento Uña de gato, los personajes cubanos referidos fueron Jimmy Yopis quien fuera capitán en el ejercito de liberación cubana en la sierra maestra, y el doctor José Parlá estos vinieron, a Bonao para tener un conversatorio conmigo, para hacer aportes económicos y propagandísticos el cual de inmediato lo iniciaron, pues yo vi en el solicito ánimo de ellos y el prestigio que en el área tenían, hacer con ellos el trabajo que dejara satisfecha la temática que, el Listín Diario había abordado en su labor promocional. Los cubanos, de inmediato iniciaron una labor que llegó a un resultado tal que el empresario Jimmy Yopis, viajó dos veces a Estados Unidos, para hacer una etiqueta que lograra la atractivilidad del cliente de YODOBET y a la vez tomando como base científica la calidad y valía de nuestro producto por los esperticios analíticos que se le hiciera en el Instituto Químico de la Universidad Autónoma de Santo Domingo. El resultado de estos análisis fue tan positivo, que los científicos que realizaron el esperticio analítico, quedaron sorprendidos por que este producto en su contenido magistral, era algo tan maravilloso qué consideraron que ello era obra de alguien iluminado por el genio de la creatividad.

Lo más significativo que logró la calidad del producto y la labor de Don Jimmy Yopis, fue obtener para el producto el permiso de ser introducido legalmente a Estados Unidos, el FDA que es lo que

     Prof. Rafael Guaroa Moreta Batista

provee dicho derecho. Pero ocurrió que, yo desconocía que no se puede probar dos tanques de vino con un mismo envase y con ese mismo envase no se puede probar otro tanque por que este se acídula, es decir se vuelve vinagre.

Lamentablemente tuvimos que aceptar los frutos negativos del error y la gran cantidad de producto que teníamos elaborados, sin reparo tuvimos que botarla.

Después de este chasco estuve, un tiempo considerable sin elaborar más productos, pero, el amor infinito de Dios me protegió y fue cuando aparecieron como soles consecuentes y ardientes que me dieron apoyo, ellos son el próspero y calificado arquitecto Junior Rosario y el doctor Juan Roberto González Batista, abogado éste, que goza de gran prestigio en la Judicatura Nacional, para eso se alquiló un local en la Avenida Doctor Columna, allí reiniciamos la nueva labor con tres tanques de YODOBET y en el mismo, comencé a elaborar otros productos no fermentados que mediante el método de infusión alcanzan su positivo resultado.

Aquí fue donde hicimos las diligencias pertinentes y obtuvimos el Registro Industrial en la Secretaria de Estado de Industria y Comercio con el número 20084.

Allí encontré al activo y dinámico abogado que labora en el departamento perteneciente a la sección del registro, que responde al nombre de doctor Nilson Figuereo, este funcionario con su vocación de servicio, me activó la obtención del susodicho documento, concomitantemente me dispuse a obtener en la Universidad Autónoma de Santo Domingo los análisis científicos en el Instituto de Química de esa renombrada entidad educativa y científica.

En estas labores, el doctor Rafael Osiris Rivas Vargas me sirvió de sustento y fue así como obtuvimos los positivos análisis en la UASD, él buscando el concurso de su cuñado que era el encargado del laboratorio en la Junta Agro Empresarial Dominicana, obtuvimos los análisis donde logramos la determinación científica del yodo del vino de Rábanos.

Ya con estos logros, que le dieron a nuestra empresa la cobertura legal y científica, logramos ir una comisión a presentarnos en el programa de gran renombre El Gordo de la Semana compuesta

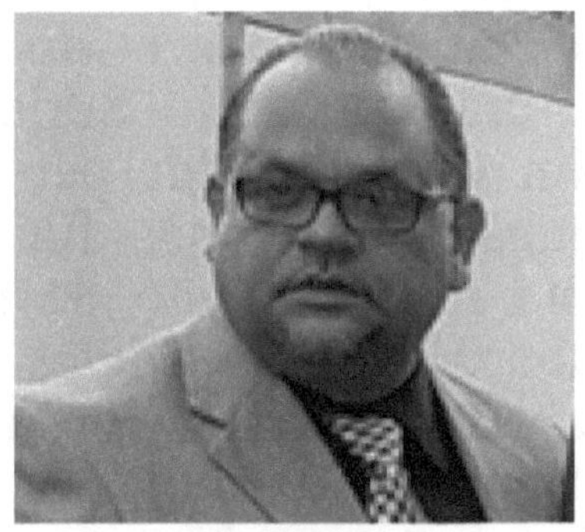

Arq. Junior Rosario

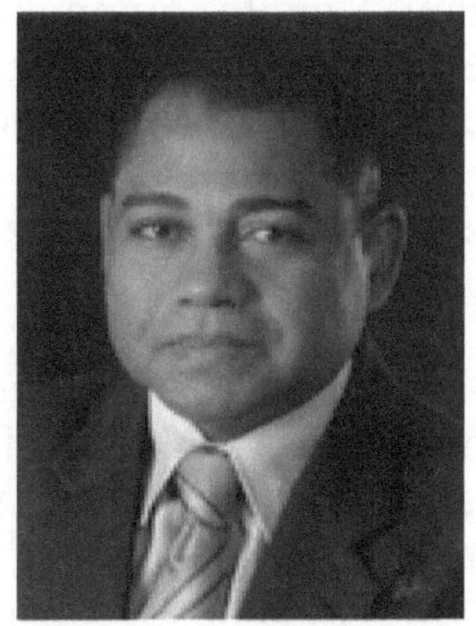

Dr. Frank Canelo

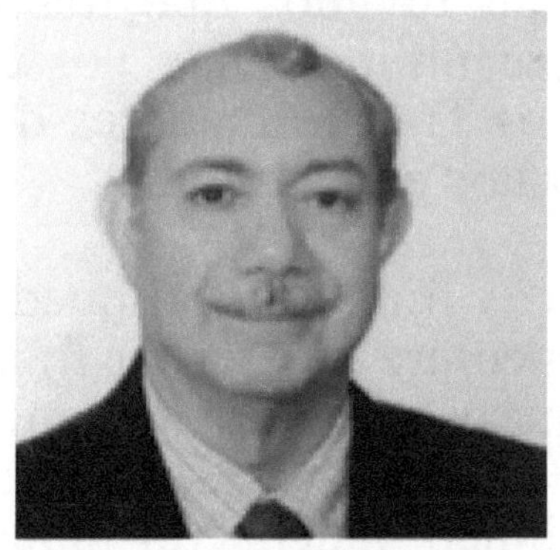

Dr. Juan José López Báez
(Juancho)

 Prof. Rafael Guaroa Moreta Batista

la comisión por el doctor Rivas Vargas, el doctor naturalista Elidio Suriel, el buen fotógrafo Pucho Nin y mi humilde persona, esta presentación en la pantalla chica nos fue de valiosísimos logros. En este resurgimiento de nuestra empresa rosiclerina, laboró a mis servicios un amigo a quien yo le he sabido agradecer y brindarle mi ayuda, que responde al nombre del hoy Magister en Educación profesor Ramón Castro Veras, y además una conquista de gran valía en el mundo del naturismo como lo es el doctor Frank Canelo, quien supo en su programa televisivo de La Voz Dominicana, hacernos entrevistas y pasar dentro de su programación un documental que él le hiciera al YODOBET como también en su clínica Devanand supo recetar nuestro producto el cual nos compraba.

Para expandir nuestros productos encabezados por el YODOBET y varios más que elaborábamos, hicimos un lugar de exhibición y venta sito éste en la calle Padre Billini esquina México, donde trabajaban como vendedores a comisión el activo Danny Peralta y la joven Daisy Herrera, de aquí tuvimos que trasladarnos a otros sitios hasta que últimamente, nos encontramos en el barrio de Los Transformadores donde hemos logrado grandes frutos en la salud.

En mi búsqueda incansable de verdades encontré un escritor francés llamado André Malraux, qué es autor del siguiente aserto: "Saber es preguntar", pautado por esos veraces conceptos he escarbado con ahínco y denuedo muchos libros contentivos de la luz de la sabiduría en la medicina naturista, el primer libro que me dispuse a buscar en sus páginas las verdades que me dieran la calidad de ser un cultivado en los conocimientos Médicos Naturistas, esta obra responde al luminoso nombre de "El Poder Medicinal de las Plantas" del calificado médico Reinaldo Sosa Gómez esta diamántica joya sapiencial, me la hizo posible el consecuente y valioso abogado doctor Genaro Sosa Alberto, mi altruista colaborador.

Otra fuente de magna valía y profundidades

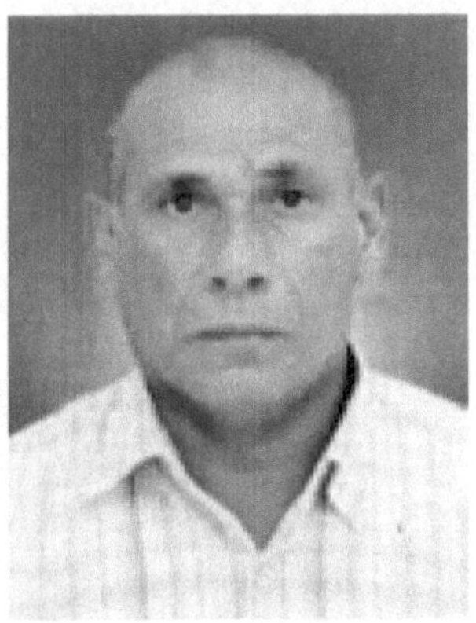

Dr. Genaro S. Alberto

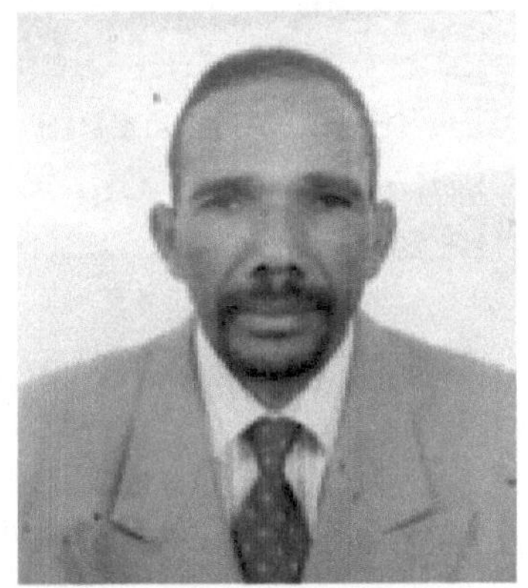

Ramón Castro Veras

sapienciales un tratado de gran valía que nos da la esencia efectiva de las plantas es la "Gran Enciclopedia de Las Plantas Medicinales" obra está escrita por el renombrado catedrático de la Universidad de Montpellier en Francia, el sabio médico Berdonces I Serra. Esta enjundiosa joya me la hizo posible el querido y apreciado amigo Lic. Agustín Cruz Paulino, que me la trajo de su visita a la Feria Nacional del Libro de ese año.

También tuve el privilegio de obtener el gran tesoro intitulado La Farmacia Natural, escrito éste por el doctor norteamericano James A. Duke, considerado como el más grande etnobotánico de Las Américas, esta presea literaria y científica me la hizo posible el consecuente y noble amigo el doctor Juan José López Báez (Guancho); este buen hijo de nuestro pueblo, con su condescendencia y sapiencial prestigio, ha sabido dar uso a mis producciones medicológicas y en un viaje que hiciera al Perú me facilitó esta fuente de valía inconmensurable, en la cual en la búsqueda de conocimientos he podido obtener recetas muy positivas, entre ellas la efectividad de la cascarita roja del maní en los problemas cardiopaticos así como también la gran fórmula para eliminar las llagas con especialidad en los diabéticos que se elabora ésta con el bello geranio y la rastrera suelda con suelda.

Otros libros me han dado el nutrimento sapiencial que hoy puedo brindar en mi producción medicológica natural, como lo es la obra intitulada "La Alimentación y La Salud", cuyo autor lo es el gran médico alemán doctor Ernesto Schneider. A más de estos tesoros de conocimientos en el campo de la NATUROPATIA, he logrado sumergirme en la fuente inmensa de La medicina Indígena escrito por un talentoso investigador venezolano que responde al nombre de Gerónimo Pompa.

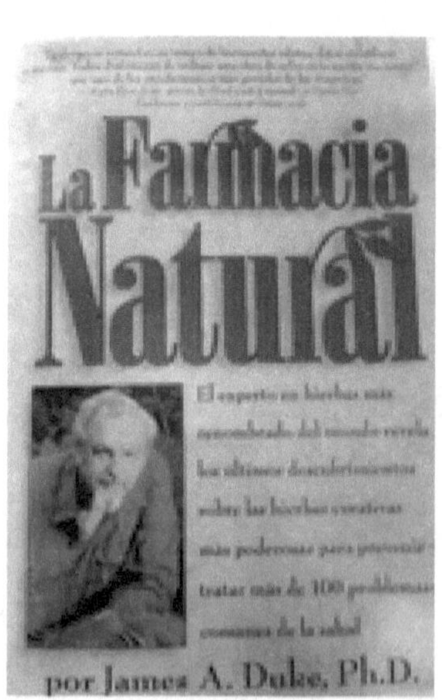

Productos El Rosicler

Catálogo

"Llegué al Rosicler una mañana y encontré una
montaña de amor y conocimientos aplicados,
donde lo natural y la ciencia se juntan para
producir bienestar y salud, más que privilegio.

El Rosicler es la luz para dar salud del cuerpo y
alma al que la pierde".

Cecilio de Jesús Abreu

No es otro medular propósito al entregaros este cartapacio literal convertido en libro, que con el anhelo más acrisolado, puedas encontrar en él la más pura esencia de la verdad que te conduzca al magno Amor Eterno y así mismo con el uso de mis humildes productos de acuerdo a la dosis prescrita, alcances la invalorable salud, más valiosa e importante que la luz.

Yodobet Compuesto

Ingredientes:
Rábanos, zanahorias, malta, ruibarbo, hierro, miel de abejas, yagrumo, ortiga (pringamoza).

Usos:
Sirve para la gripe, virus gripal, tos, tuberculosis, pulmonía, neumonía, asma, anemia, caída de pelo, elimina espinillas y es también rejuvenecedor. Como también previene el cáncer. La sabia mezcla de rábanos, zanahorias, malta, ruibarbo, yagrumo, ortiga, miel de abejas, hierro. Hiérvase 15 minutos y tómese tres tacitas al día.

Dosis:
Adultos una tasita para café y niños la mitad tres veces al día.

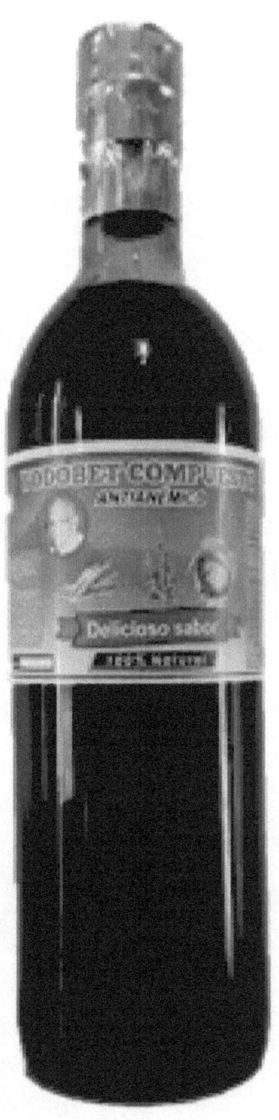

Fórmula X

Ingredientes:
Vaselina, Talco, Pendejera (berenjenita cimarrona) Cera de abeja y manteca de cerdo.
Sirve para eliminar callos, verrugas, ojo de pecao y clavos.

Hágase una pomada con el extracto de la pendejera (berenjenita cimarrona), manteca de cerdo, cera y polvo talco.

Frótese en la parte afectada las veces necesarias, remuévase con la uña y espere su positivo resultado. No se desespere, sea paciente.

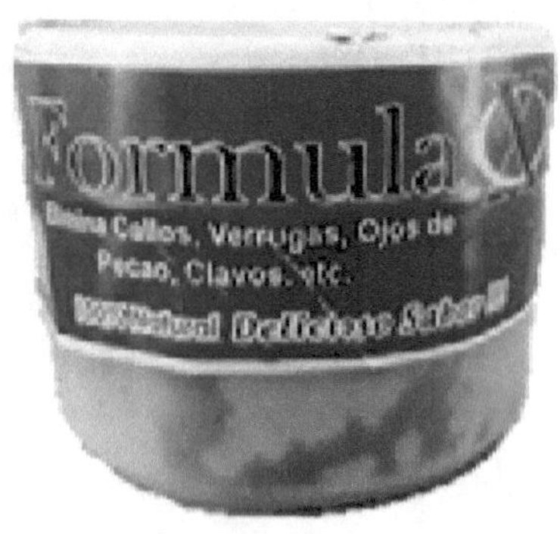

Hemorrodil

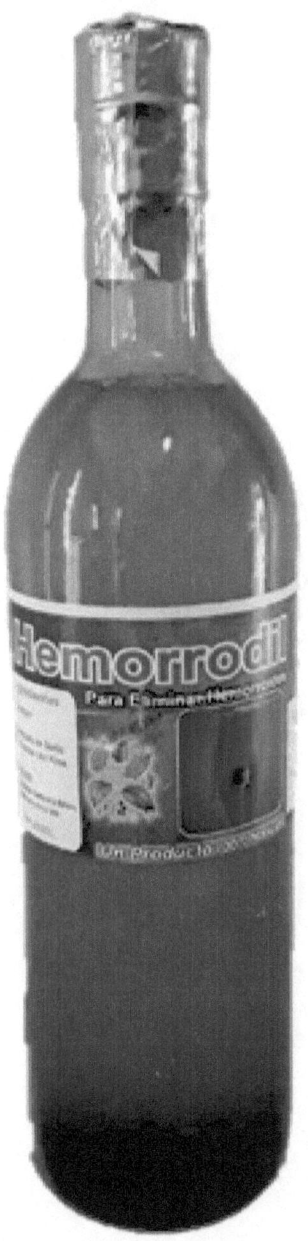

Ingredientes:
Platanillo de Cuba, Paico en Perú y en nuestro país guayuyo.

Sirve para eliminar las hemorroides interna o externa.
Este gran producto el cual se elabora con la infusión de guayuyo, ha realizado curaciones de este gran mal tan antiguo como la humanidad, solo hay que realizar la infusión de las hojas o toda la planta y tomarla de acuerdo a las dosis.

Tres vasos cerveceros al día.

Prof. Rafael Guaroa Moreta Batista

DIABETESÁN

Ingrediente:
Quinina Criolla.

Cura y Previene:
Diabetes Crónica.

Uso Sugerido para Adultos: un vaso cervecero en la mañana, uno al mediodía y otro en la tarde. En niños utilizar mitad de la dosis (infaltable).

Precaución: No usarlo mujer embarazada.

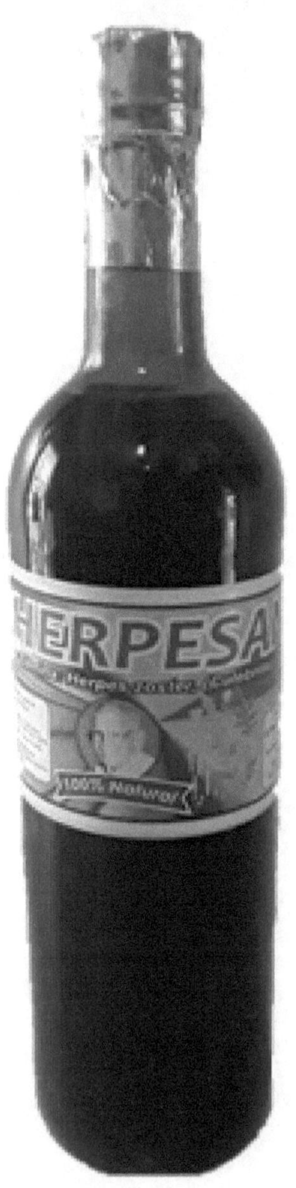

Riñosán

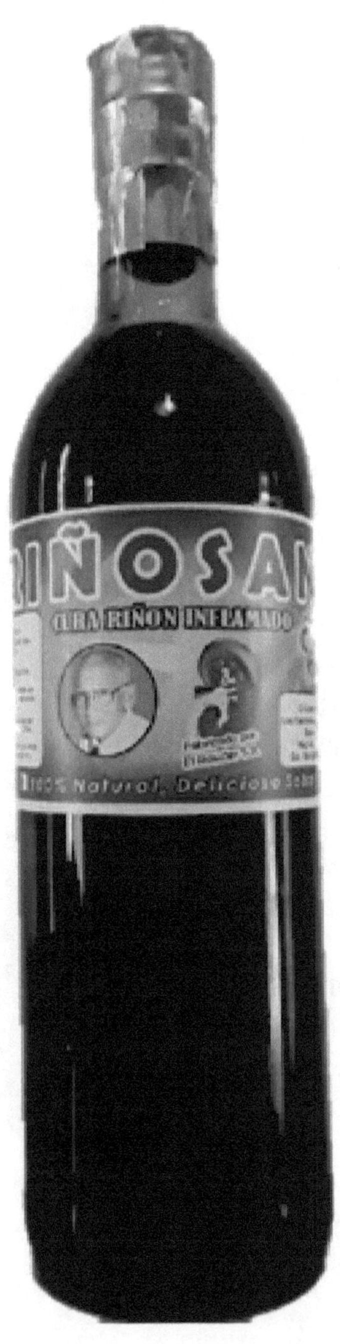

Ingredientes:
Cola de caballo, papa con todo y cáscara, bejuco caro, zábila, tuna y paja de cebolla.

Sirve para el riñón inflamado.
El portento de las plantas medicinales, la cola de caballo, es una de los ingredientes de mayor valía en este efectivo producto, el cual es harto efectivo en los males renales, como inflamación, mal de orina, su contenido de quercitina es muy efectivo en todas las inflamaciones, ayuda en su máxima efectividad, con la papa hervida con todo y cáscara que le da un resultado maravilloso.

El bejuco caro, la tuna, la zábila le aporta elementos que sus positivos efectos no se hacen esperar.

Prof. Rafael Guaroa Moreta Batista

Peptosán

Ingredientes:
Manzanilla, repollo, tuna, zábila.

Sirve para gastritis, gastralgias, acidez estomacal, úlceras pépticas y úlcera duodenales y como descubrimiento sorprendente este producto el PEPTOSAN de una manera activa y efectiva resuelve quitar el malestar infernal de la Resaca.

Una de las plantas de más uso en Alemania para los malestares estomacales es la manzanilla, allí se le llama (lo que sirve para todo) es más que efectiva en la digestión además es gran poder para el tracto digestivo. Previene o cura la úlcera péptica (estomacal) logrando su curación, actúa en los calambres menstruales, elimina los dolores estomacales y es anti infecciosa, cura también la ulcera duodenal.

Destruye los hongos de la Cándida Alvicans (Flor Blanca). Debe ser el repollo infaltable en su elaboración.

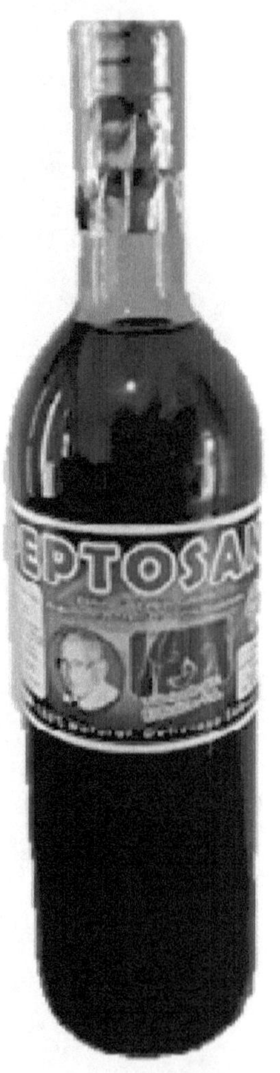

Parasitín-forte

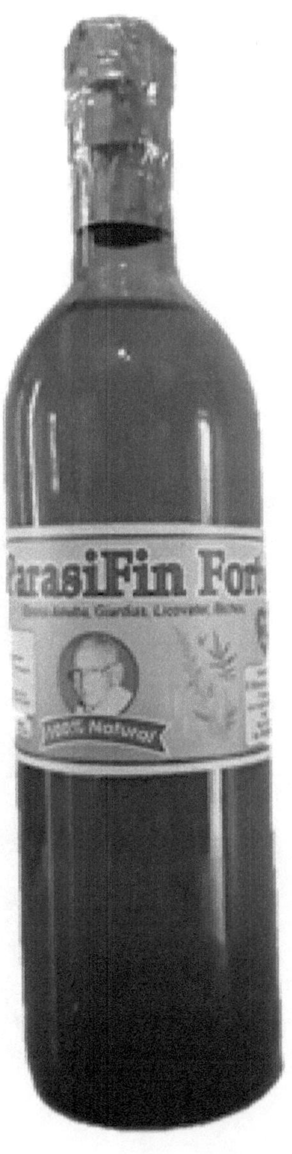

Ingredientes:
Artemisa, (Sweet Annie).

Sirve para eliminar parásitos como ameba, licovater, llardias, gastralgias y desinteria amebiana.

La artemisa con su ingrediente activo la artemicina destruye la ameba, que es pariente cercano de la malaria, prepárese de 4 a 5 cucharadas de hojas y tómese tres tasas al día, durante tres días.

Prof. Rafael Guaroa Moreta Batista

Hepatisán

Ingredientes:
Hojas y cascaras de almendra de la India.

Sirve para hepatitis, cirrosis hepática, hígado graso.

La infusión de las hojas y la cascaras de almendra de la India, es útil para la cirrosis hepática y otras afecciones del hígado, como hígado graso.

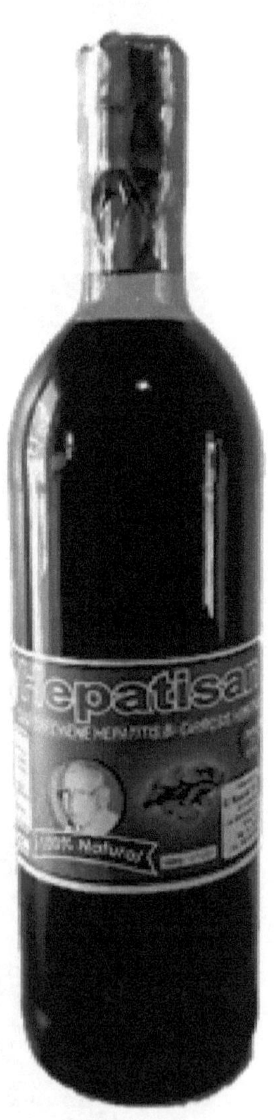

Melitusán

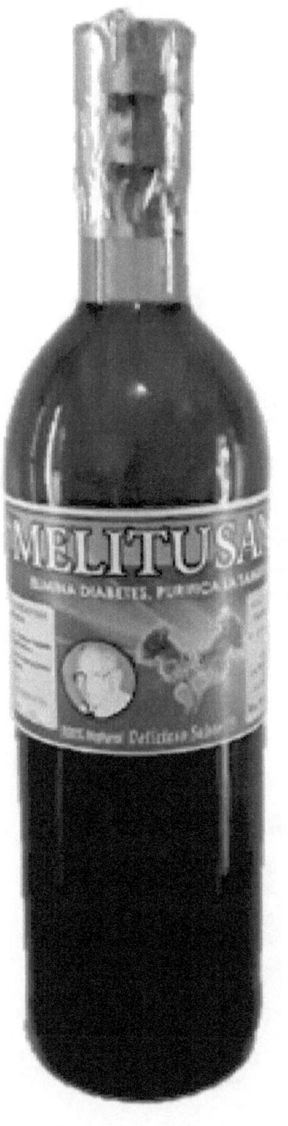

Ingredientes:
Bardana (cadillo de perro).

Sirve para eliminar la diabetes mellitus, la hepatitis y purifica la sangre, elimina calambre, paños y erupciones de la piel.

Se le han identificado más de 14 sustancias en análisis científicos, es útil para eliminar ulceras y heridas superficiales.

 Prof. Rafael Guaroa Moreta Batista

Quistisán

Ingredientes:
Remolacha y melaza.

Sirve para eliminar quistes y miomas de los ovarios.

La melaza como derivado de la azúcar de caña contiene sustancias curativas muy efectivas y junto a la remolacha realizan la limpieza en los ovarios femeninos.

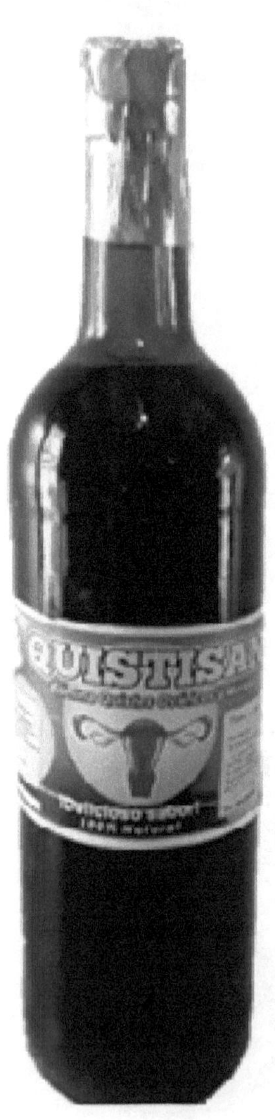

Cardiopatisán

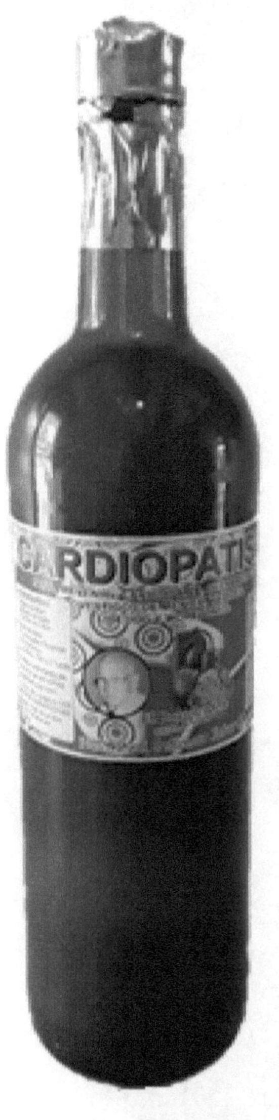

Ingredientes:
Cascarita roja de maní (cacahuate).

Sirve para cardiopatías, evita derrame cerebral, infartos cardiacos, oclusiones cardiacas y para eliminar vértigos de minier y varicosis.

La procianidina oligomérica, que contiene la cascarita roja de maní es un potente antioxidante, que ayuda a prevenir no sólo los ataques cardiacos, sino también el cáncer y el derrame cerebral, coma el maní con todo el pellejo o hierba la cascarita roja y tómese la infusión en tres tazas, tres veces al día.

 Prof. Rafael Guaroa Moreta Batista

Amebín

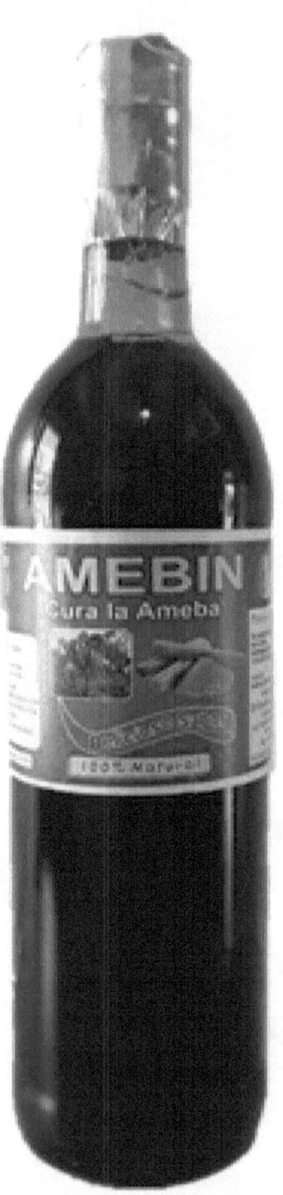

Ingredientes:
Llantén

Sirve para eliminar amebiasis y desinteria amebiana y llardia.

El llantén contiene sustancias antibióticas, es expectorante, además lávese los ojos de ser afectado de conjuntivitis.

Prostatín

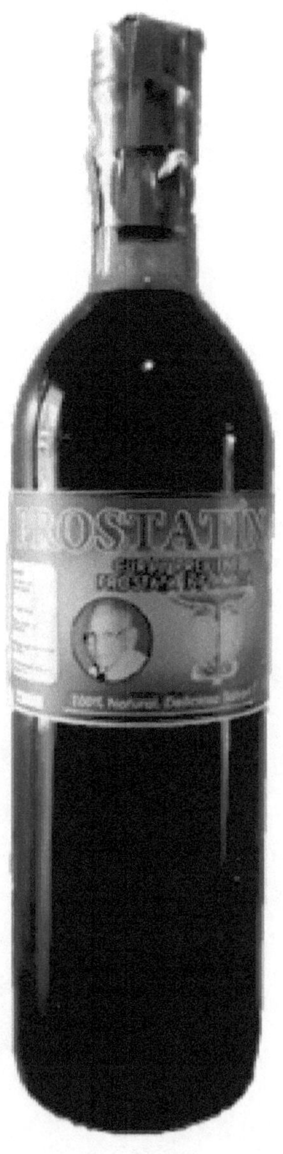

Ingredientes:
Cola de caballo, hojas de guanábana, fruta y hoja de noni, cáscara de cebolla.

Sirve para la próstata inflamada y todo el sistema urinario.

La cola de caballo, considerada por los más capaces naturistas, como "el portento de las plantas medicinales" contiene sustancias medicinales como sales minerales, especialmente el silicio, el cloruro de sodio, además contiene la quercitina que le proporciona la cáscara de cebolla, por lo cual realiza su efectiva labor anti inflamatoria, úsese tres tazas al día esta sabia y positiva infusión.

Urecal

Ingredientes:
Barba de hombre.

Sirve para eliminar cálculos renales y arenillas.

Este logro de nuestra humilde inventiva es una pócima muy efectiva en estos grandes males como son, los cálculos renales y las arenillas, si se usa esta infusión maravillosa como es sugerida, tres vasos cerveceros al día, se efectuaran la eliminación de estos odiosos y peligrosos males.

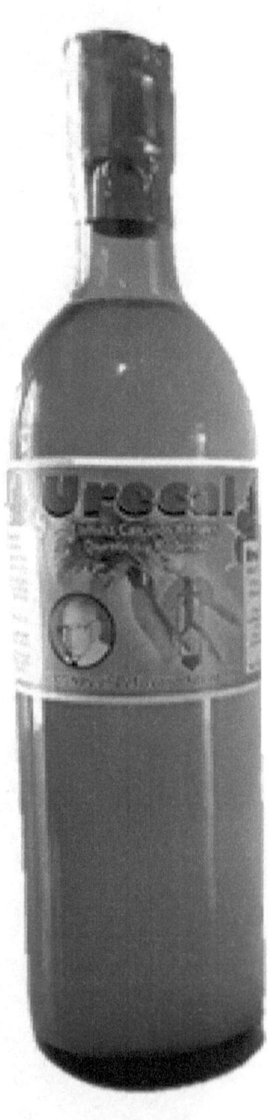

La Figulina

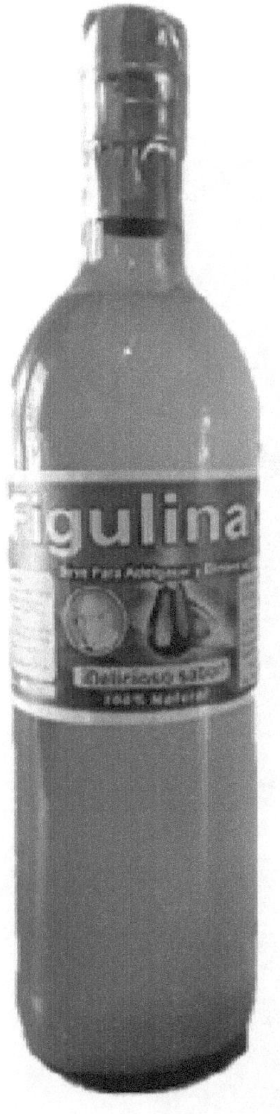

Ingredientes:
Cáscara de berenjena.

Elimina colesterol, triglicéridos y elimina la obesidad.

La berenjena (Solanum Melongena), proporciona innúmeras sustancias nutricionales, como su cáscara elimina en infusión el dañino colesterol y sus afines, por lo cual es gran preventiva y curativa de la obesidad.

Prof. Rafael Guaroa Moreta Batista

Antidiarreico

Ingredientes:
Cascara y hojas
de almendra de la
india.

Sirve para eliminar
la Diarrea y
prevenir las graves
enfermedades
hepáticas.

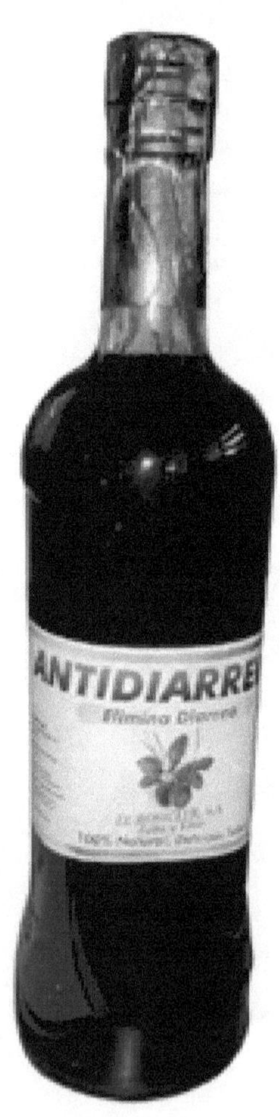

Jarabe de rábano
con ajo

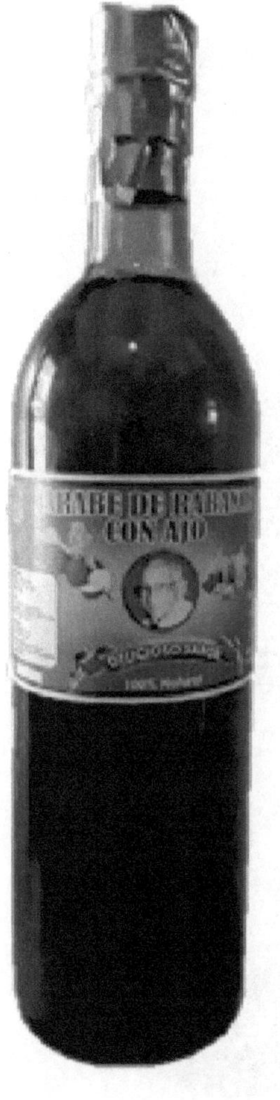

Ingredientes:
Rábanos y ajo.

Sirve para eliminar gripe y prevenir afecciones bronquiales, cura sinusitis, infecciones ováricas y reumatismo.

El rábano por su gran contenido en yodo es realmente un recurso muy efectivo para todas las afecciones pulmonares y ayudado por las sustancias efectivísimas del Padre Ajo, llamado así por los antiguos, se convierte en un gran anticoagulante y además gran preventivo del **cáncer y la sífilis.**

Prof. Rafael Guaroa Moreta Batista

Jarabe de rábano
Yodado

Ingredientes:
Rábanos

Sirve para hipertiroidismo, hipotiroidismo, evita la caída de pelo y es también rejuvenecedor.

Es por lo cual elimina el insufrible mal del tiroidismo, sinusitis y virus gripal.

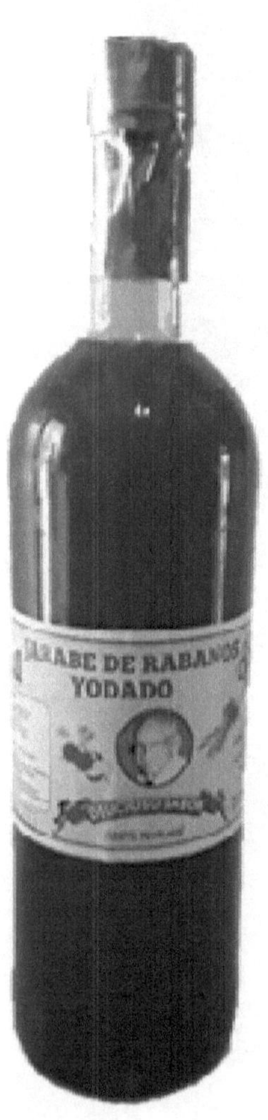

El Bebe Feliz

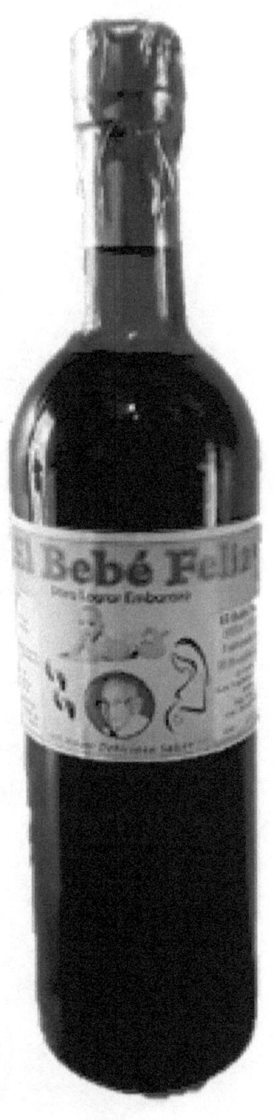

Ingredientes:
Salvia y sal (cloruro de sodio).

Sirve para lograr embarazo en la mujer que no concibe y para afecciones de la garganta.

La salvia contiene ricos antioxidantes como lo contiene el romero.

Formula E

Ingredientes:
Melaza, sen, cañafístula y tamarindo.

Sirve para eliminar estreñimiento crónico.

El contenido de hierro de la melaza, los flavonoides del sen, los hidratos de carbono de la cañafístula, los ácidos orgánicos del tamarindo como la crisantemina, tomándose tres tasas al día y además cenando con batata elimina el maligno estreñimiento, que es un sufrimiento muy peligroso, ya que el padecerlo puede ocasionarle la mayor cantidad de males terminales, como el cáncer y la diabetes, etcétera.

Un reconocido medico ingles ha demostrado qué el estreñimiento crónico produce 32 clases de toxinas, de ahí su malignos efectos.

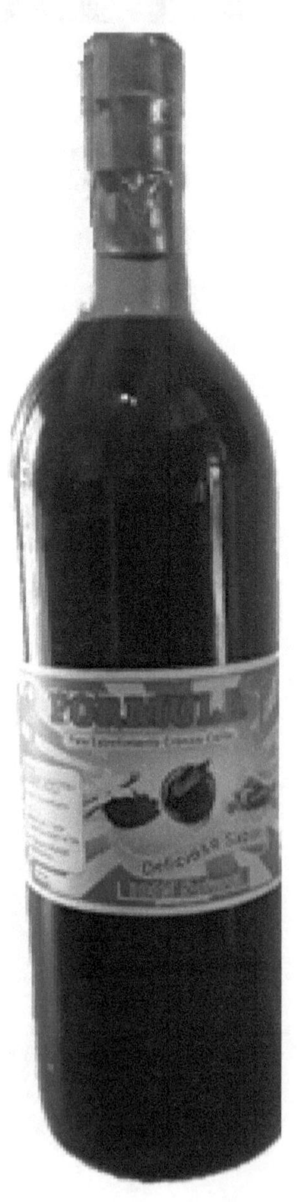

Herpesán

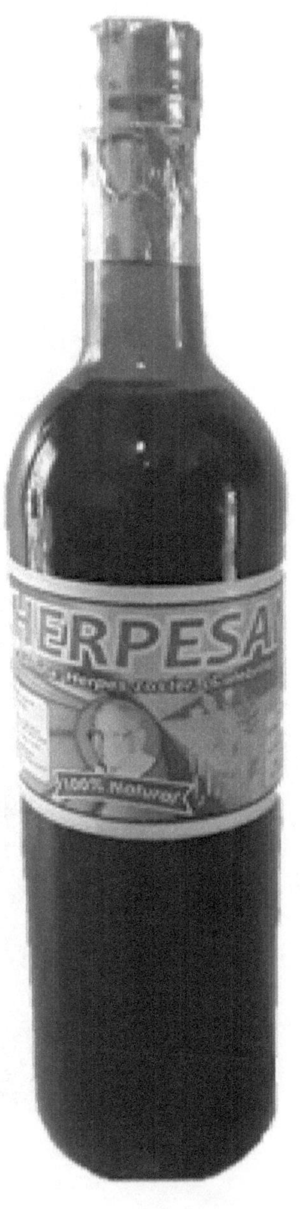

Ingredientes: Verdolaga, regaliz (orofuz).

Sirve para eliminar el herpes zoster (culebrilla).

La verdolaga contiene el aceite omega 3 el cual evita formar los coágulos, el ataque del corazón y las embolias cerebrales. El regaliz se le puede considerar como unas de los más grandes aportadores de sustancias medicinales positivas para eliminar los males corporales.

 Prof. Rafael Guaroa Moreta Batista

Menstruosán

Ingredientes:
Rábanos, ruibarbo, zanahoria y malta.

Sirve para amenorrea, dismenorrea (problemas menstruales) gripe, anemia y para combatir el envejecimiento en todo el organismo.

El rábano con su gran concentración de taninos es recomendado en todos los males menstruales. Este producto con el R. oficinales es de gran utilidad para el hígado, la zanahoria planta de múltiples usos con especialidad para riñones, estomago, corazón y otros órganos es usada con toda libertad y satisfacción en todo el mundo.

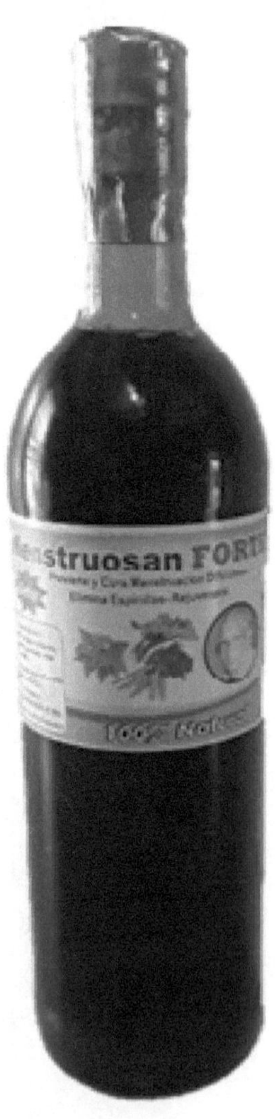

Llaguisán

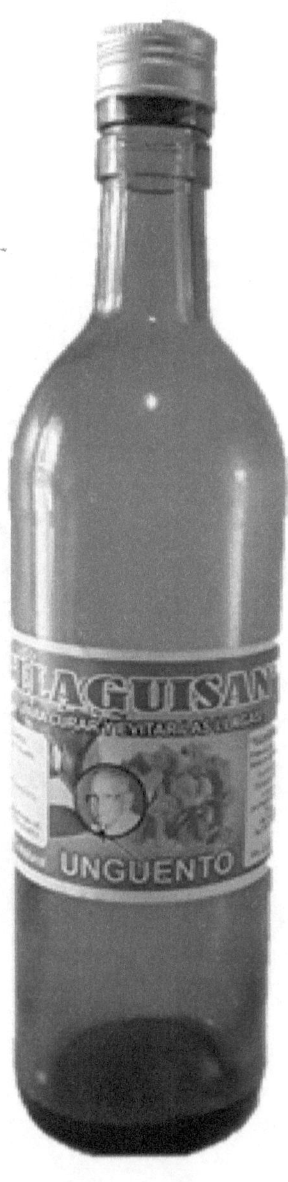

Ingredientes:
Geranio y suelda.

Sirve para evitar llagas especialmente provocadas por
la diabetes.

Producto que con gran efectividad cura y previene las llagas. Su contenido de consuelda y su gran sustancia alantoina, hacen un recurso muy valedero para cicatrizar las llagas más malignas. El geranio hermosa flor de jardín por su gran contenido en tanino, el tanino útil para curar y prevenir las más malignas llagas. Frótese la parte afectada y espere la sanación, sea insistente úsese las veces necesarias.

Prof. Rafael Guaroa Moreta Batista

Dolosán

Ingredientes:
Ají cayena y como base aceite de soya o de oliva.

Uso: Tras agitarse el contenido puede ser aplicado en el espacio del dolor. (Cuidado con los ojos o las partes sensibles del cuerpo).

Esta fórmula lograda a base de capsisina del ají cayena y la base de aceite de oliva o de soya es muy efectiva para los dolores reumáticos, jaqueca, cefalea, frotándolo las veces necesarias y evitando el roce con los ojos y los órganos íntimos. Lávese la mano con agua y jabón tan pronto lo use.

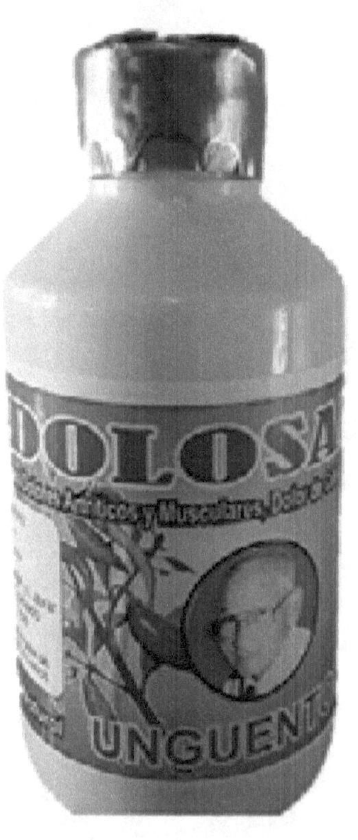

Vino Don Guaroa

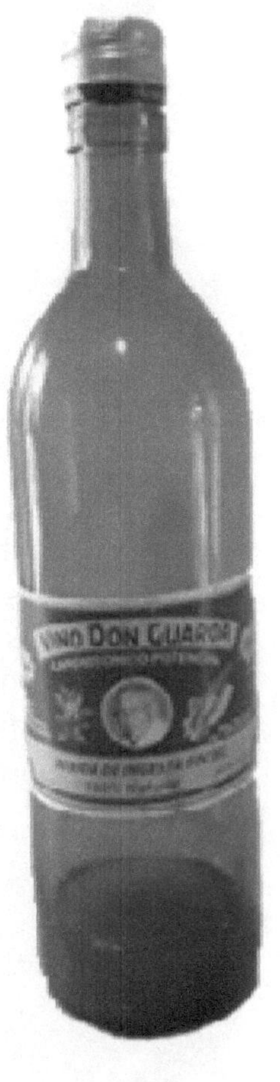

Ingredientes:
Elaborado a base de guayuyo (paico), platanillo de Cuba, ginseg coreano, jengibre y canela.

Es una gran bebida de ingesta social.
Esta fórmula proverbial elaborada a base de plantas de nuestra flora tropical proporciona placer y salud, al usarse como ingesta social.
Ingredientes:

Prof. Rafael Guaroa Moreta Batista

Licor del amor

Elaborado a base de yagrumo, piña, ginseg coreano.

Es también una deliciosa bebida de ingesta social.

Esta bebida de ingesta social proporciona el placer estimulante de las sustancias espiritosas, que nos da la gran realidad de preventiva y curativa de la cecropina como las inmensurables sustancias beneficiosas de la piña (anana sativa), brinda el placer estimulante y los inmensos bienes salutíferos.

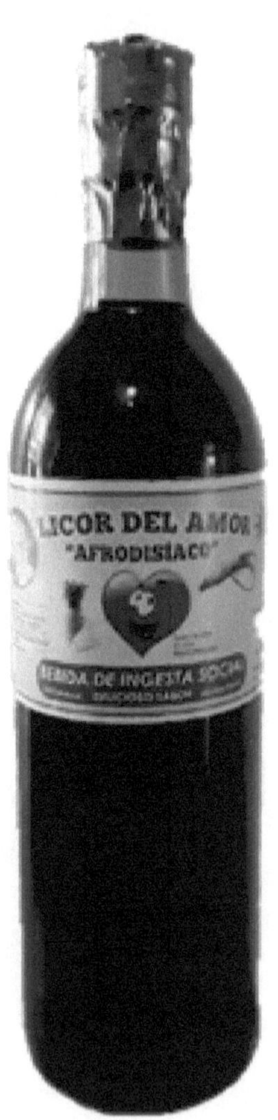

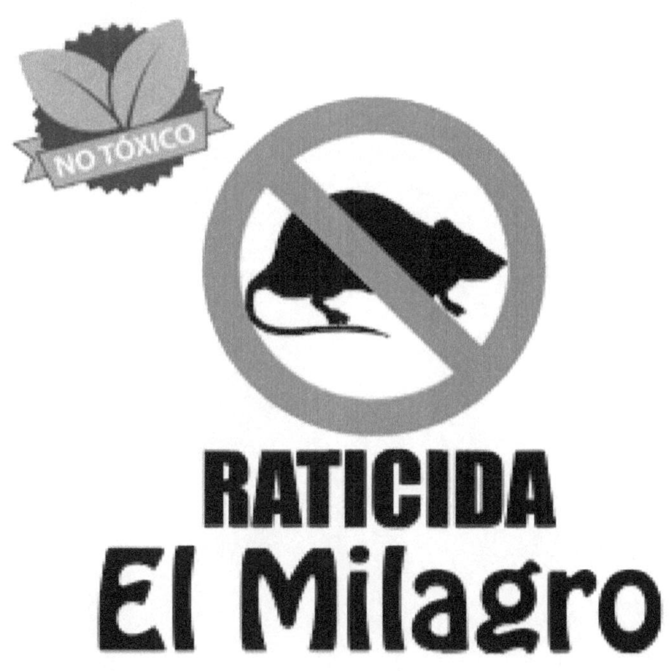

Producto elaborado a base de semilla de aguacate, afrecho de trigo y coco rallado.

Esta fórmula maravillosa es totalmente inocua al ser humano, como a todos los demás seres de la creación, sólo mata con efectividad al mezquino ratón, úsese en porciones distribuidas en los lugares por donde hacen sus correntias las malvadas ratas, y da la ventaja que el ratón que la ingiera se va a morir a la distancia donde su hedor no afecte a las personas.

Testimonios:

Yodobet Compuesto

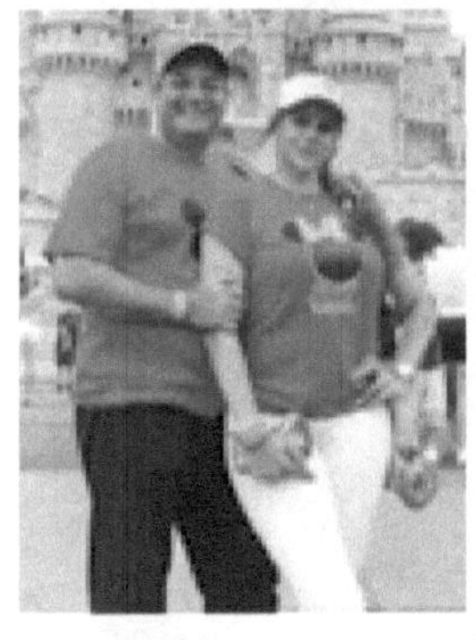

Doy gracias a Dios y al amigo Guaroa, por haberme facilitado este gran producto, el cual he usado con mi familia y hoy gozamos de un positivo estado salutífero.

Ing. Rafael Rodríguez Güichardo

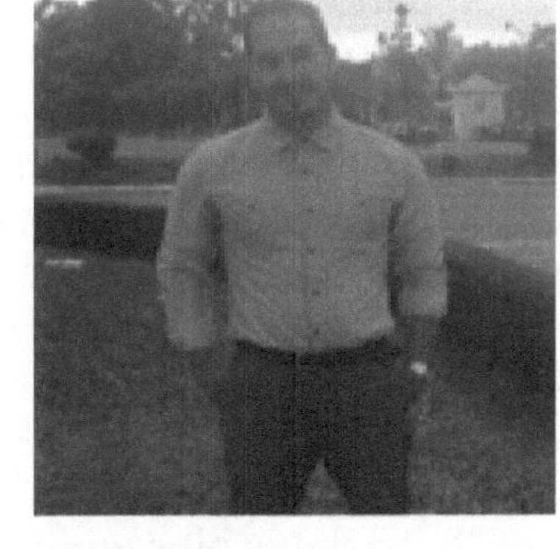

El uso del maravilloso producto YODOBET COMPUESTO, me dio la inmensa fortuna de gozar de salud a plenitud, pues me liberó del odioso estado asmático que padecía inmisericordemente.

Emmanuel Félix Rodríguez

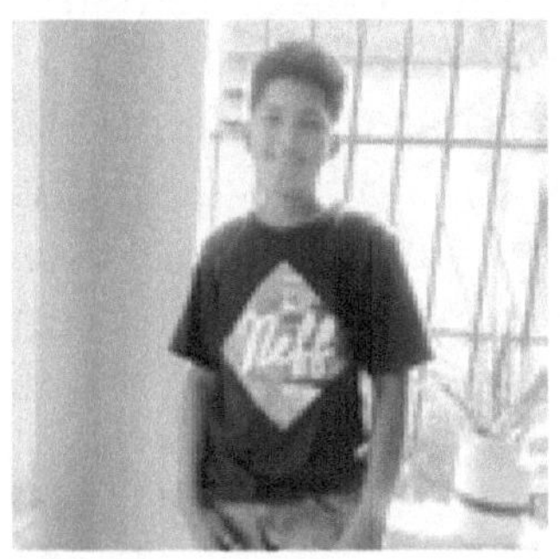

Soy Amelfis Trinidad tengo 13 años, al usar de acuerdo a la dosis sugerida el inmenso producto YODOBET COMPUESTO, dejé de padecer del estado insufrible a que me tenía condenado el padecimiento asmático.

Como la obediente sombra que sigue el sendero de la figura ha sido mi parecer, respecto al uso que en su fructífera vida ha usado mi amante padre Eury. Mi padre puedo decirlo con orgullo y satisfacción al ver los logros positivos en su salud ha sido un consumidor fidedigno de los productos medicologicos

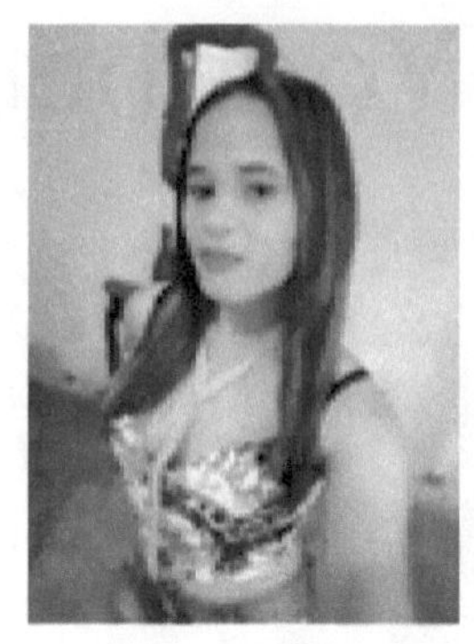

Aurisleidy Marte

naturales que con tantos aciertos ha podido lograr el profesor Guaroa Moreta, más de 20 productos a logrado realizar el profesor Moreta, con los cuales a cada problema de salud que se lo ha aplicado los resultados positivos no se han hecho esperar, pero con especialidad dentro de todos está el invalorable YODOBET COMPUESTO, que al usarlo puedo decirlo a toda realidad que mi inteligencia y demás haberes salutíferos y corporales, hoy esplenden como el sol al medio día. Gracias a Dios a mi responsable padre y al preclaro profesor Guaroa Moreta.

· ·

He tenido la satisfacción, junto a mis seres queridos de disfrutar la calidad gustativa y los tesoros inmensurables que en el campo de la salud, proporcionan el maravilloso producto del esclarecido profesor y poeta Guaroa Moreta, su gran fórmula que, atestiguan poseer las sustancias más necesarias para el buen funcionamiento del organismo humano, lo corroboran los análisis a que fuera sometido el YODOBET COMPUESTO en los laboratorios químicos de la Universidad Autónoma de Santo Domingo. Estos resultados dejaron sorprendidos a los enjundiosos científicos de esa alta casa de estudios, por haber en ésta, la fuerza magna que propicia la naturaleza, a sus productos esenciales para la buena vida.
Licdo. Basilio de la Cruz.

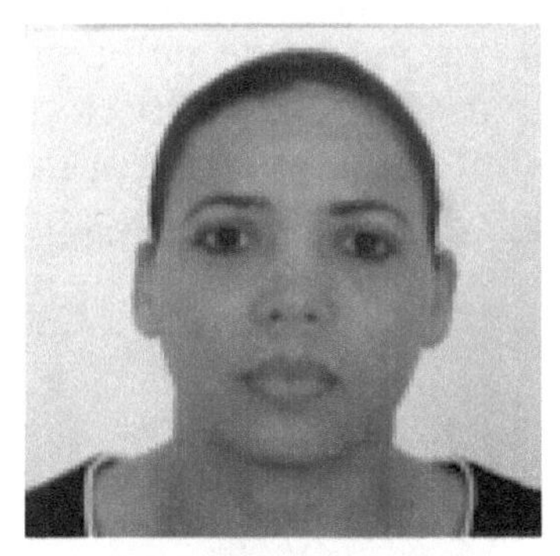

María Teresa Moreta Lora

Con satisfacción y orgullo, puedo testificar la verdad que debo a la realidad en lo que concierne a mi estado salutífero actual, cuando mi tío el profesor Guaroa Moreta logró realizar la maravillosa fórmula del YODOBET COMPUESTO. Fui la primera en usarlo porque él a ser familia puedo darme el sitial de ser su sobrina más querida y por tal razón, al verme él casi en los linderos de la desesperación por los gravosos problemas menstruales, me pidió que usara su invalorable producto el YODOBET COMPUETO. Había gastado a mi poca condición económica un dineral, visité todos los médicos especialistas y no sólo en mi ciudad Bonao y al no poder lograr vencer estos males me trasladé a La Vega, donde visite sus mejores especialistas en el ramo ginecológico y nada pudo dar al traste con mi insufrible mal, recurrí al tío Guaroa, me facilitó su gran producto y he aquí el resultado, humildemente hoy como el sol puedo tener su luminosidad junto a los míos y a mi querido esposo el señor Alfredo Muñoz y gozar a satisfacción plena el caro tesoro de mi salud.

· ·

Tengo la honda satisfacción de aparecer en estos valederos testimonios acompañados de mi extinta madre María del Carmen de la Cruz (Carmela) y mi queridísima hermana Florencia pues el uso del valiosísimo tónico reconstituyente el YODOBET COMPUESTO, me ha dejado una satisfacción muy positiva. Este logro, del profesor

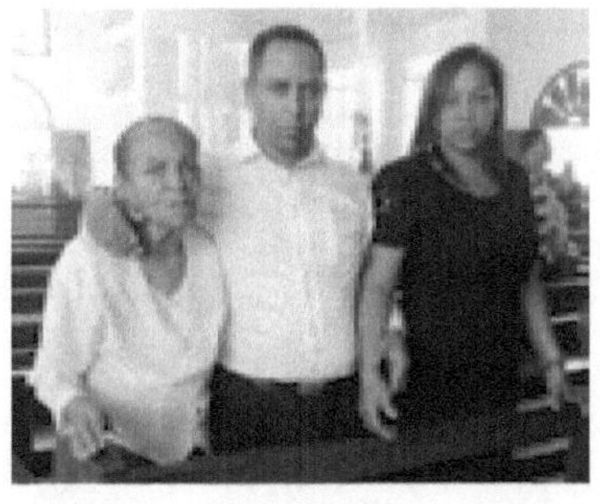

Norberto Ortiz de la Cruz

Guaroa Moreta sin lisonja sino con la más sincera verdad, es una fuente de todo bien para todos sus usuarios. Gracias profesor Moreta, por tan altruista y munífico aporte, para el

     Prof. Rafael Guaroa Moreta Batista

máximo bienestar de la humanidad doliente. Al ocupar en esta etapa de mi vida de ser el conductor a conquistas valederas y positivas a metas objetivas y positivas al magisterio en mi provincia, seguiré usando de este gran producto, que habrá de brindarme las mejores y más sanas fuerzas, para mis soberanos compromisos.

• •

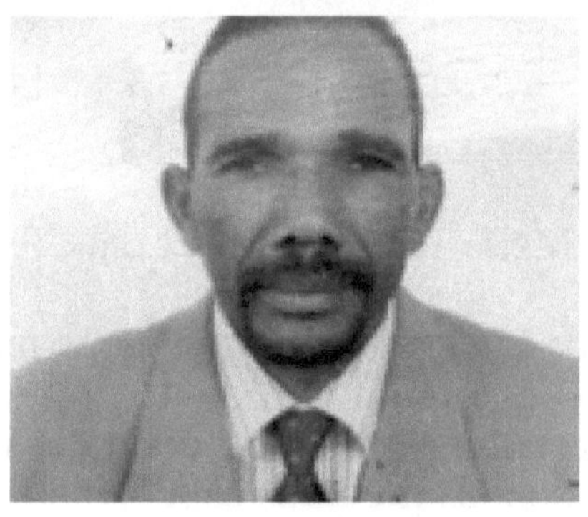

Ramón Castro Veras

Más que agradecido estoy al OMNISCIENTE Dios del Amor por haberme permitido conocer y forjar una verdadera y profunda mistad con el preclaro profesor Guaroa Moreta, pues bullía en mis recónditos anhelos poder conocerlo, y ello sucedió una memorable mañana cuando éste brindaba por las ondas hertzianas de radio 91, su programa Pueblo, Análisis y Opiniones. Este encuentro fue el punto de partida para nuestra amistad y ser incentivo activo y vivo para mis logros educacionales he intelectuales, pues gracias a Dios y a él, hoy puedo sustentar el grado de Magister en muestro campo educacional, además me hizo su colaborador en la ardua y fructífera producción de sus variados y proverbiales productos medicologicos, y en la productividad de sus afamados y celebrados logros literarios. Además también entre los positivos alcances que ha logrado mi vida con la amistad del profesor Moreta, está el liberarme del insufrible mal asmático usando su grandioso producto el YODOBET COMPUESTO.

• •

Tuve la gratísima y beneficiosa fortuna de convivir como vecino por largo tiempo del maestro Guaroa, recibí de él la esencia más beneficiosa de sus conocimientos inmensos, tanto su producción medicológica

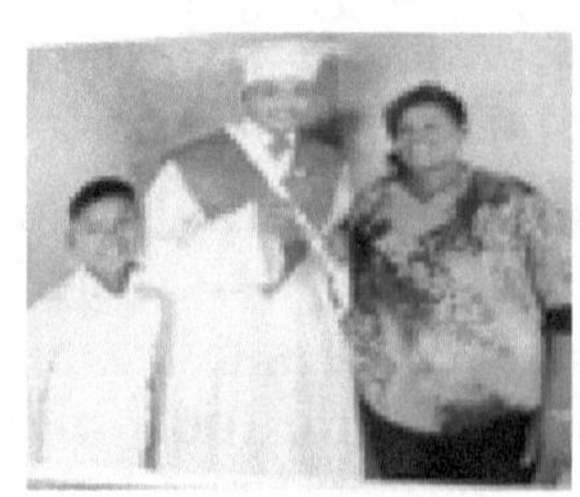

como su prolífica obra literaria y también se me hacía necesaria el deguste de sus vinos y sus efectivos medicamentos.
Prof. Francisca Mella

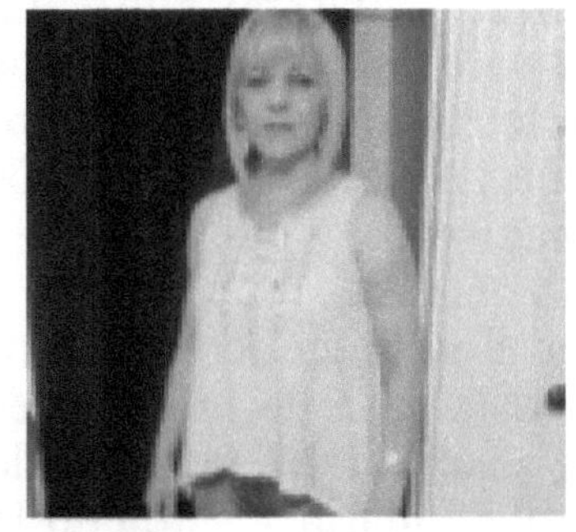

Sissy Escarleth Moreta Jiménez

Soy agradecida y amantísima hija del profesor Guaroa Moreta Batista, quien en esta memorable he inolvidable oportunidad me permite brindarle el amor más acrisolado y la gratitud más acendrada, pues en esta entrega en que él brinda a la humanidad estas pócimas altruistas, como muestra fehaciente de que la gratitud es perla de procedencia divina, por eso nunca cabrá en la inconciencia mezquina. Yo, mis hijos José Gabriel, Pamela y Natalí son el tesoro diamantico de mi amor y es evidencia en ellos su alcance intelectivo y salutífero que al haber usado el YODOBET COMPUESTO hemos logrado en conjunto el todo positivo en nuestras humildes vidas. No quiero dejar de manifestar el grande y positivo bien que hemos obtenido en lo que al amor y la seguridad respecta, la llegada a nuestro hogar, del consecuente y agradecido Rocky, que como bien de Dios nos protege y nos quiere.

Ingeniero Pedro María Jiménez y Don José Aníbal Aquino, en la presentación del profesor Guaroa Moreta en su gran programa La Otra Vertiente, presentado en el canal 10 de la televisora Yuna Visión. Para nosotros ha significado la presentación en nuestro programa la Otra Vertiente,

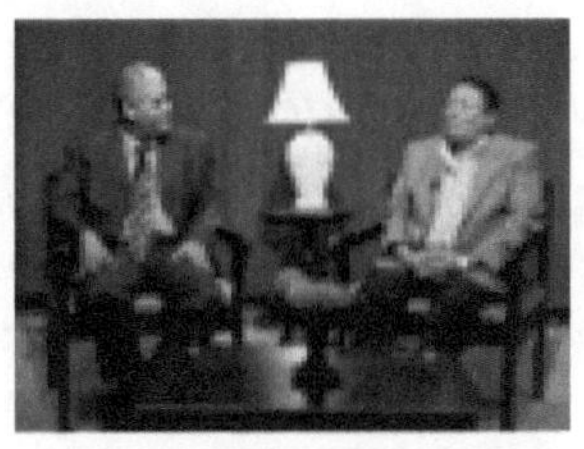

un paso muy significativo para los logros empresariales la presentación del profesor Moreta en nuestro espacio televisivo. Hemos quedado harto satisfechos, por la enjundia y el carisma de este nuestro, humilde maestro en lo concerniente al buen dominio del arte de hablar y el dominio de la ortología como demás valores intelectivos y literarios que con maestría domina. En lo que respecta a los logros que este maestro nos ha dado está el banquete gustativo de sus productos como si fuese un verdadero maestro de mucho tiempo cultivado en el arte de la enotecnia. Gracias profesor por habernos hecho merecedores a nosotros y a la teleaudiencia de nuestro programa por esa incalificable fortuna gustativa de sus vinos y la maestra ortofonía de su verbo magistral.

· ·

Tuve la gran oportunidad de conocer al polifacético profesor Guaroa Moreta cuando se avecindó a la casa de mis padres sita en la calle Padre Billini casi esquina México, y de inmediato fórmanos una amistad muy solidaria y éste con la ecuanimidad que le es característica, me refirió las sarta de productos de medicina natural de su preclara inventiva y entre ellos, no podía faltar el proverbial YODOBET COMPUETO, el cual de inmediato aplique a uno de mis hijos más pequeños, que padecían asma cronica y gracias a Dios, a los pocos días de su consumo pudimos ver erradicada en nuestro hijo lo que era un verdadero fastidio para él y para nosotros sus padre un verdadero viacrucis.

Hoy gracias a Dios y a este producto, que puede ser considerado dentro de la medicina moderna, un verdadero portento del bien más caro y más valioso, dentro del campo de la salud.
Lic. Marcos Valentín López
(Guayabo)

· ·

Soy Fausto de los Santos ostento las preseas y medallas que honrosamente he conseguido como atleta de Campo y Pista, entre ellas la obtenida en la competencia mundial de Alemania. Doy testimonio de la efectividad que he obtenido en mis carreras y otras disciplinas con el incomparable producto elaborado por el profesor Guaroa Moreta que le ha llamado

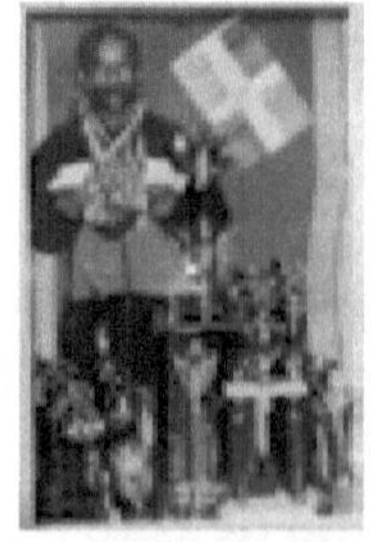

Fausto de los Santos

YODOBET COMPUESTO. Mi voz la elevo para que deportistas, atletas y otros campos del deporte, usen a toda confianza esta fórmula natural dadora de energía y salud.

He tenido la satisfacción de conocer

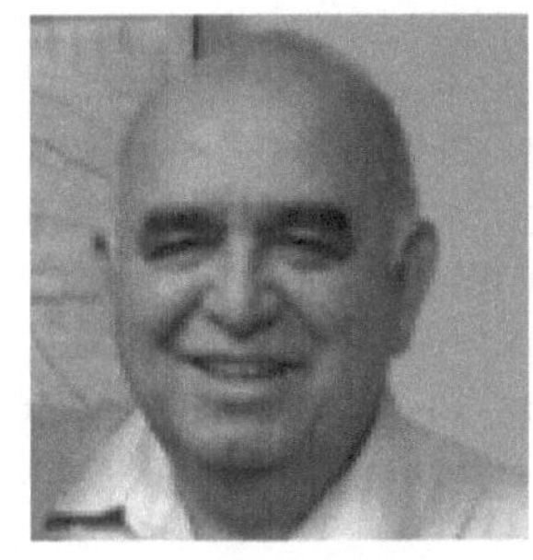

Don Jacobo Paulino

y tratar al Profesor Guaroa Moreta y entre estos motivos está el de conocer y leer su producción literaria que me han dejado plenamente satisfecho. También he usado su gran producto YODOBET COMPUESTO, en el cual mi salud me ha sido hartamente beneficiada, me he deleitado por igual con su producción vinícola con especialidad con el incomparable Licor del Amor. Pido con altísima conceptuosidad que le demos apoyo a toda la producción de este polifacético hombre, pues Bonao debe sentirse orgulloso de tenerlo entres sus valores eximios.

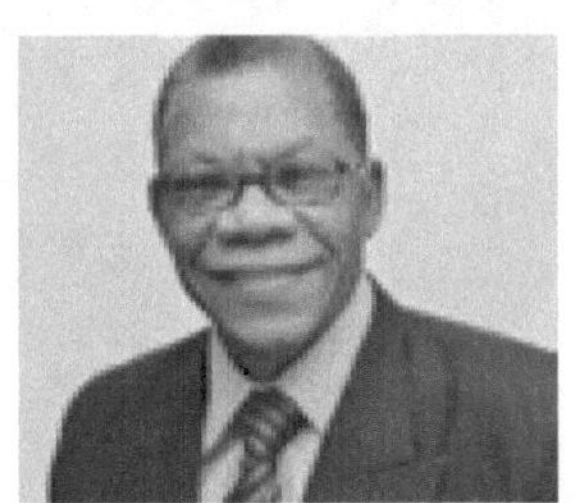

Lic. Sergio Cabrera Bonilla

Al llegar a Bonao uno de mis pasos primeros y principales fue la de conocer persona de talla y de valía en los intereses literarios políticos y la laboriosidad entre el abundante logro que se distinguían en las áreas arribas citada, logré hacer amistad muy pura y sincera con el profesor Guaroa Moreta, pero fue más en el área de su producción medicológica y vinícola donde más se forjaron nuestros comunes valores, participé como uno de los miembros de su empresa el rosicler y así al mismo tiempo use el maravilloso YODOBET COMPUESTO, con el cual doy testimonio muy sincero de que sus efectos en mi salud fueron sorprendentes. También he degustado con satisfacción muy significativa sus vinos, que sin ser exagerado puedo decir en cuanto a la calidad y la valía de éstos no tienen que sentirse mínimos o escasos antes las bebidas que del extranjero nos surten cada año.

                    Prof. Rafael Guaroa Moreta Batista

Fórmula X

Amiris Lombet Matos

Me vi padeciendo un estado casi insufrible con innúmeras callosidades en los pies, tan así que me vi obligada a dejar de usar zapatos cerrados, pero con la maravillosa FORMULA X del profesor Moreta, me la aplique con la constancia requerida y gracias a Dios desapareció el mal.

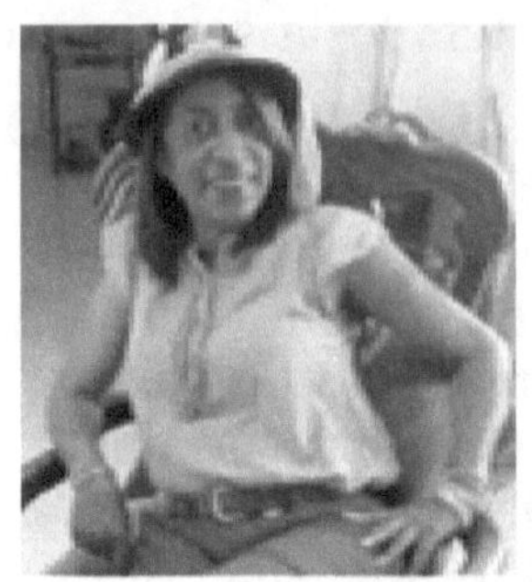

. . . .

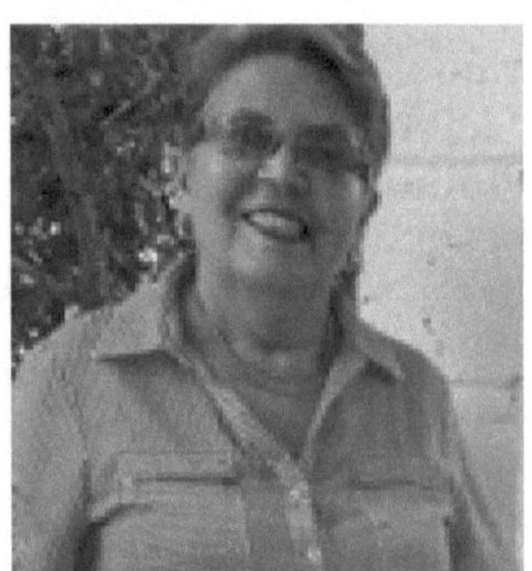

Gracias al profesor Guaroa por tan maravilloso producto la FORMULA X, con el cual tras aplicármelo, pudo desaparecer el odioso padecimiento pedestre con callosidades, que sufrí durante largo tiempo.
Licda. Gloria Irsa Sánchez

. . . .

El sufrimiento que padecía de los odiosos clavos en los pies, me llevo a la lastimosa situación de verme impedida de caminar, pero gracias a Dios y al gran producto de la FORMULA X del profesor Guaroa Moreta fui liberada de tan odioso padecimiento.

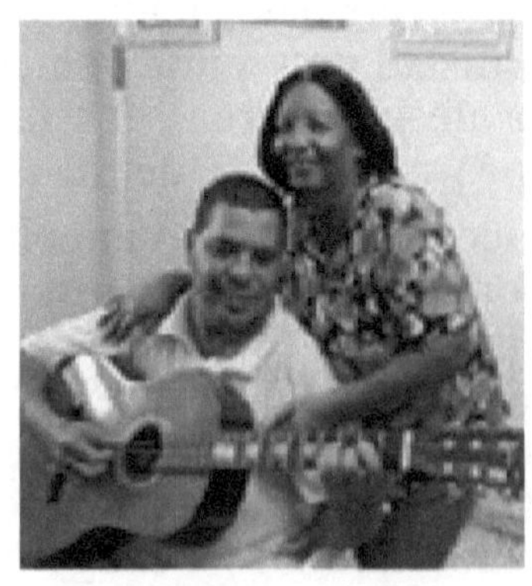

Antonia de Ramírez

Hemorrodil

Me encontraba en una situación desesperante al padecer en sumo grado el mal de hemorroides, pero el profesor Guaroa Moreta y su gran producto HEMORRODIL, me liberaron de tan lastimera situación.

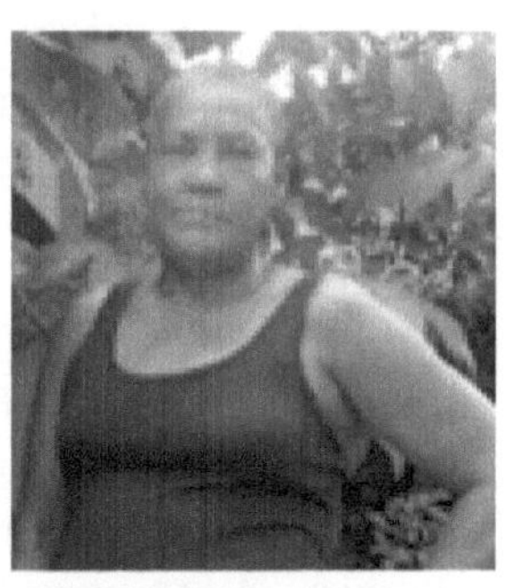

Secundina Ayala

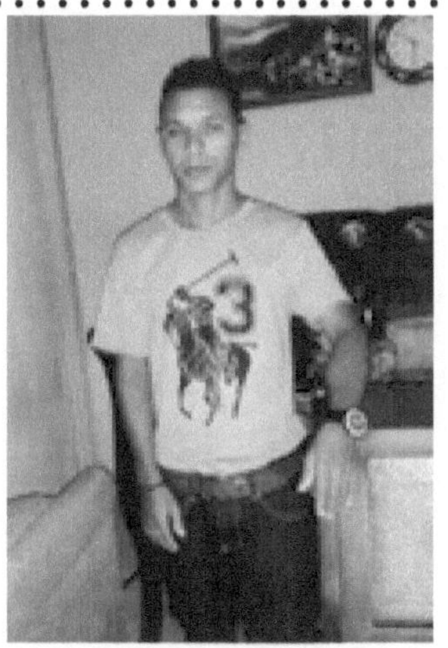

Era harto odiosa mi situación a causa de una mortificadora hemorroides, sangraba y otros padecimientos propios del mal me tenían al borde de un estado de impaciencia, pero gracias a Dios y al producto HEMORRODIL del profesor Moreta, tras ingerir tres litros del mismo, hoy soy hombre libre de tan oneroso sufrimiento. Eury Marte

Riñosán

Mi padecer del riñón, la cadera y las vías urinarias me eran tan odiosos, que creí que no podían tener solución, pero gracias a la misericordia divina y al gran producto RIÑOSAN del Profesor Moreta, me liberaron de tan odiosa condena. Hoy ha llegado a mi vida un nuevo interés para alcanzar con mi producción y mi amor al trabajo, lo más valioso para mí y mi familia.

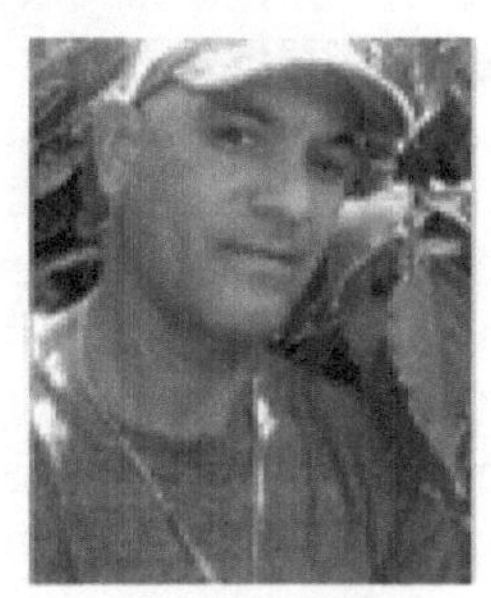

William Trinidad

Como resultado de mi profesión de sastre que exige estar sentado todo el tiempo, ello me ocasionó un grave padecimiento renal, pero con el producto RIÑOSAN contentivo de la maravillosa cola de caballo, como también la papa hervida con todo y cáscara y la paja de cebolla con su maravillosa sustancia la quercitina, usé ésto con toda la confianza y gracias Dios el mal desapareció. Este producto es parte de la producción natural del Profesor Guaroa Moreta.

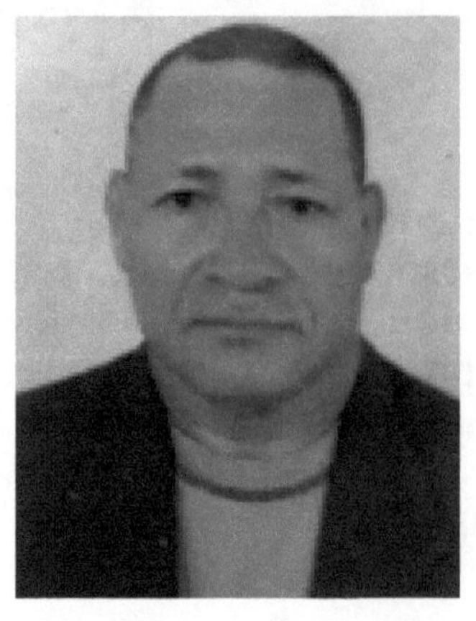

Eusebio Rodríguez
(Geraldo)

Diabetesán

"Mi gran padecimiento de Diabetes Crónica, me ha llevado a situaciones muy lamentables, aun usando con fidelidad los medicamentos que prescribe la Medicina Alopática. Me vi padeciendo de una llaga en el Dedo meñique de mi Pie izquierdo, que el médico que me atiende consideró la amputación del mismo. En este

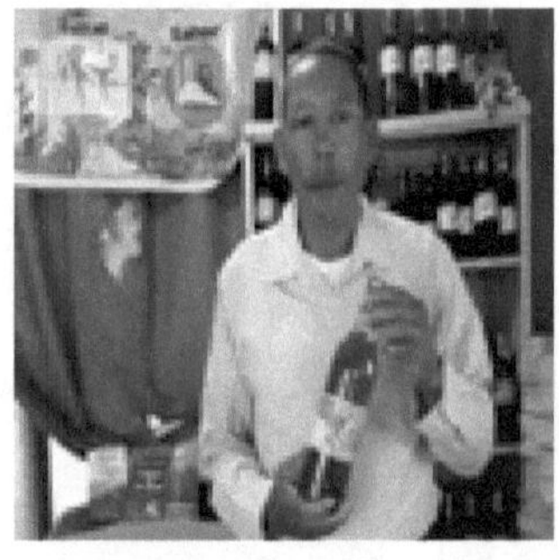

Francisco Diloné Escaño

crucial estado, recurrí al gran amigo y consecuente creador de maravillosas fórmulas naturales como lo es el querido Profesor Guaroa Moreta, este gran amigo, al verme en la desesperante situación, me aplicó su gran producto Llaguisán, con el cual quedó sin efecto la amputación del miembro afectado; asimismo me facilitó su reciente fórmula el Diabetesán, el cual de inmediato comencé a usarla de acuerdo a la dosis sugerida y puedo decir que he dejado de sentir las molestias que padecía del mal diabético tras el uso de esta pócima maravillosa".

"Soy César Beltré, Secretario General del Sindicato de Trabajadores Unidos de la Falconbridge Dominicana (SUTRAFADO). Mi gran padecimiento, era la insufrible diabetes tipo II. Me vi en una condición que casi perdí la visión y comencé a usar el Diabetesán y ¡Oh maravilla! Con solo tres litros de este producto, hoy, gracias a Dios, soy un hombre totalmente libre de tan insufrible mal. Por lo cual recomiendo a todos los que padezcan diabetes tipo II, usar esta fórmula maravillosa".

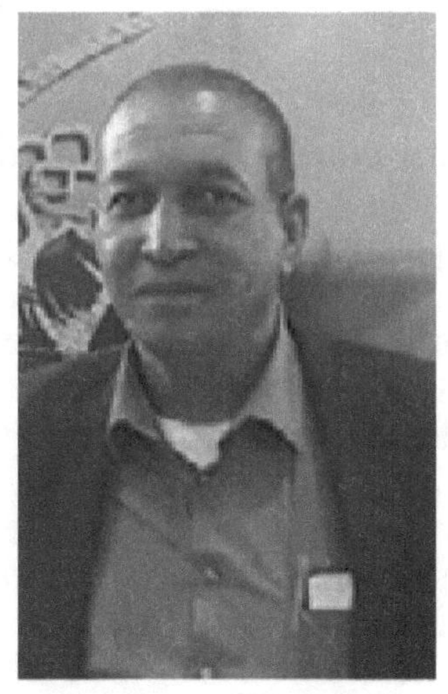

Peptosán

Durante largo tiempo me vi condenada a graves padecimientos estomacales, ni pastillas ni ningún otro recurso alopático pudo dar al traste con este padecer insufrible. Gracias al buen Dios de Amor y a mi consecuente y especial amigo el Profesor Julián Morillo, que me aplicaron el producto PEPTOSAN del ingenio del profesor Moreta y hoy soy un ser libre de esa férula insufrible.

Reyna Mingó

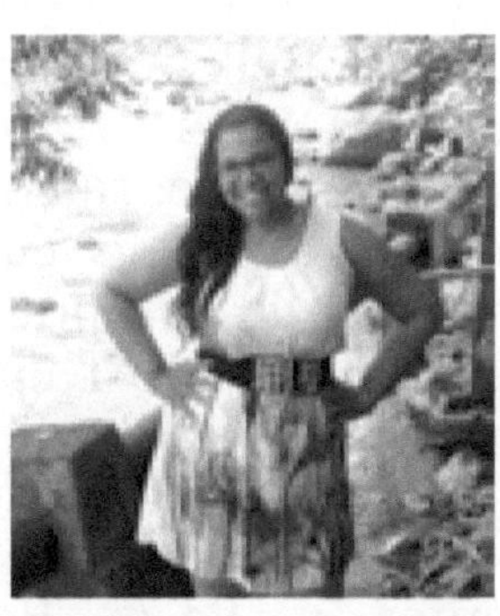

Mi vida era una condena de dolores y penurias a causa del odioso y mortificante mal estomacal que padecía, pues sufría gastralgias muy profundas, por lo cual llegué al clímax de la desesperación, pero una tarde obró en mi la misericordia divina y me encontré con el profesor Guaroa Moreta, y me ofreció su efectivo producto PEPTOSAN, de ahí en más, mi vida ha sido otra, pues puedo comer, trabajar y cumplir con todas las obligaciones.   Silverio Jerez (El Gallo)

Parasifin-forte

En mi condición de sacerdote de la grey católica, he tenido que transitar muchos lugares con mi gran padecimiento estomacal. Recibí muchos medicamentos alopáticos los cuales no pudieron liberarme de mi aciaga condena, un día cuando llegué a la casa de mi consecuente amigo Silverio Alberto (El Gallo) en su condición que como barbero me ha prestado su servicios,

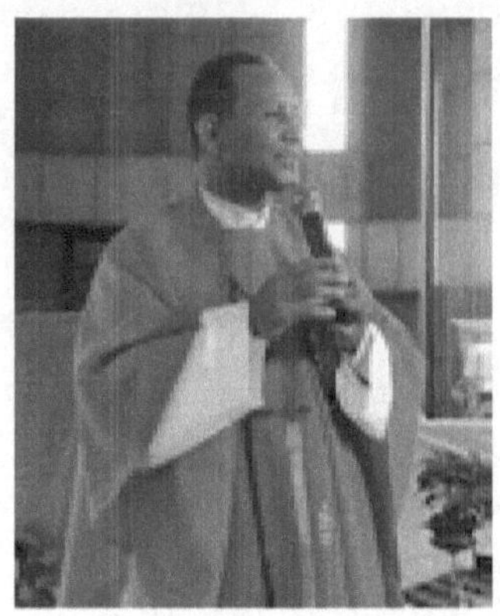

Sacerdote Basora

éste me refirió de la producción de medicina natural que produce el profesor Moreta, llegué donde él, le referí mi mal y de inmediato me facilito la pócima PARASITIN-FORTE, con la cual gracias a Dios hoy estoy libre de ese padecer inmenso.

• •

"Soy Liz Belkys Alcántara, por la gracia del Amor Eterno he logrado alcanzar un considerable cultivo intelectual, por lo cual tengo el privilegio de ser profesora en el afamado instituto Duployé No. 2, soy miembro de la directiva de la Unión de Escritores de Monseñor Nouel y también secretaria del Escritor y Poeta Prof. Guaroa Moreta. Padecí del odioso mal de Blastocystis Hominis y Quistes de Entamoeba Histolytica por lo cual busqué tratamientos alopáticos,

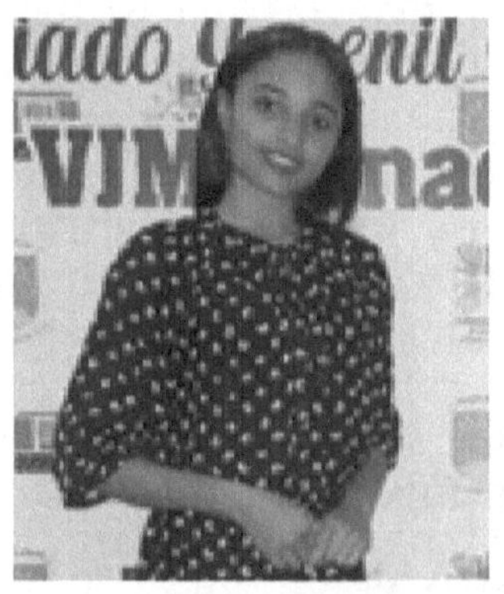

Liz Belkys Alcántara

con los que no resolví erradicar el odioso mal; pero usé el maravilloso producto natural del profesor Guaroa Moreta, Parasifín- Forte y gracias a Dios, con el uso de dos litros, hoy me encuentro en salud total"

Casi en estado de desesperación estaba, porque para mí mal y mis dolencias estomacales había usado casi todos los productos que en la farmacia prescribe la medicina alopática, cuando encontré al profesor Guaroa Moreta, con su producto natural PARASITIN-FORTE en cual he ingerido obedeciendo las normas de la posología dietética y gracias a Dios y a esta joya medicinal natural, hoy con satisfacción infinita puedo decir que ya me encuentro liberado de tan fatal mal que me aquejaba.

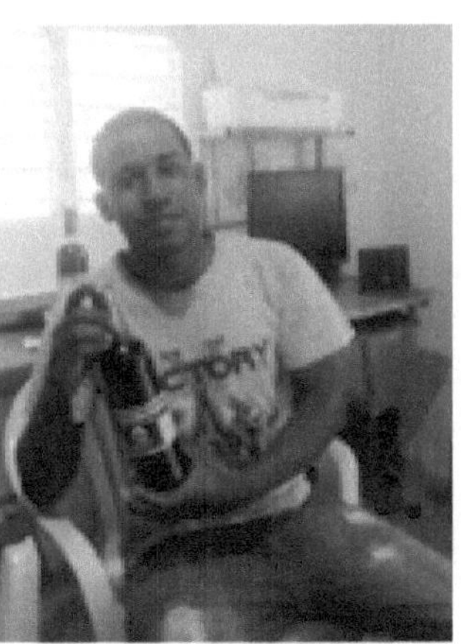

Rainer Geraldino

Melitusán

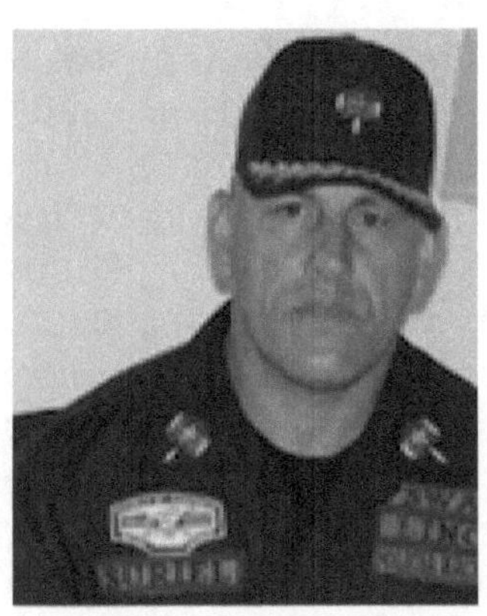

Miguel Andrés Abreu Suriel (Garl. Ret. P.N.).

Me vi padeciendo de erisipela y para ello recurrí a innúmeros tratamientos alopáticos, con los cuales sólo me mejoré en parte de tan odioso mal, recordé haber visto por la televisión al profesor Guaroa Moreta, donde proponía sus efectivos productos naturales, por lo cual me dirigí hacia él y me aplicó usar el positivo producto MELITUSAN, con el cual logré una gran mejoría. Debo significar, que los médicos que visite, uno entre ellos, me aplicó usar un fuerte antibiótico cada mes, esto no curó mi mal. Al obtener la mejoría con el Profesor Moreta volví donde él y me indicó usar otro galón del MELITUSAN, con el cual gracias a Dios recuperé mi salud y no tener que usar más antibióticos.

  Prof. Rafael Guaroa Moreta Batista

Quistisán

Usé dos litros del producto QUISTISÁN del profesor Guaroa Moreta, y hoy mis ovarios se encuentran libres de quites y miomas, siguiendo fielmente la dosis indicada. Apelo a la conciencia de toda mujer que se encuentre padeciendo este grave problema de salud, a usar con toda confianza este efectivo medicamento.

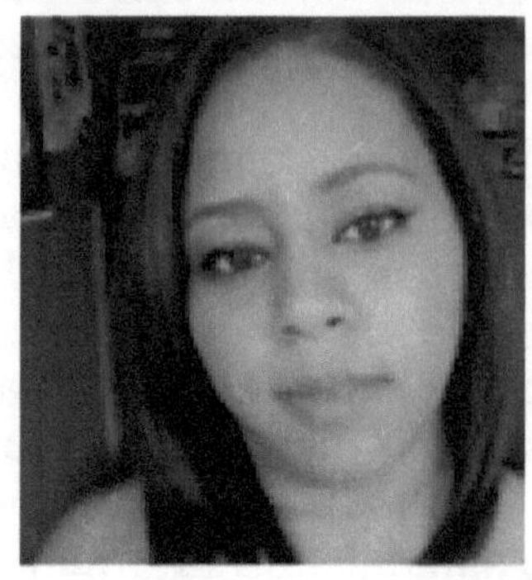

Arisneidy Núñez González

Cardiopatisán

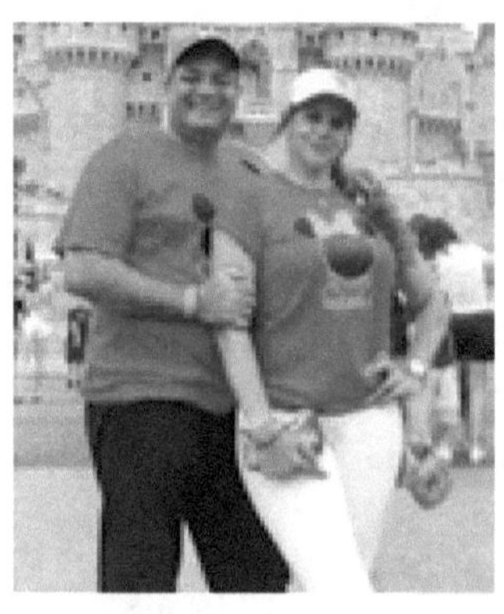

Ing. Rafael Rodríguez Güichardo

El maravilloso producto CARDIOPATISAN elaborado por el profesor Guaroa Moreta, lo he usado haciéndome lograr una efectiva prevención de los problemas cardiopaticos para lo cual es indicado. Esta fórmula, ha sido lograda con sólo el sencillo uso del pellejito rojo de maní el, insigne doctor James A. Duke en su gran obra La Farmacia Natural, recomienda comer el maní con todo el pellejo y el Profesor Moreta indica hervir el pellejo y tomarlo en infusión tres tasas al día. Recomienda el Profesor Moreta usarlo asiduamente, pues él con su uso casi permanente se ha liberado del odioso y peligroso vértigo de Minier.

He comenzado a usar por sugerencia del profesor Guaroa Moreta su sorprendente producto CARDIOPATISAN, y he logrado sentir verdadero alivio en mi sufrimiento hipertensivo. Es verdad lo que dice el Profesor Moreta, que en los pequeños detalles, si es que se saben bien utilizarse están las positivas eternidades.
Lic. Efrén Rosario

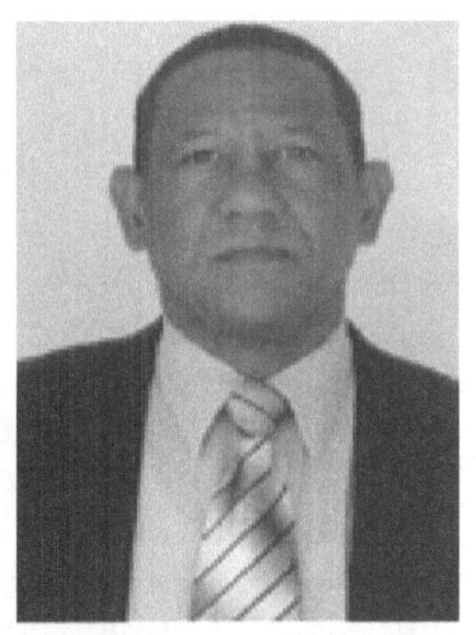

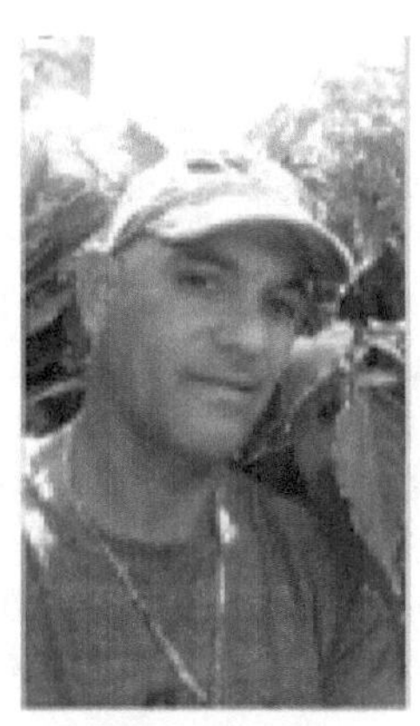

William Trinidad

Un testimonio diamántico de gratitud al Dios Eterno y al profesor Guaroa Moreta, que me han facilitado la maravillosa oportunidad de usar su gran producto el CARDIOPATISAN, pues antes de este logro, mi vida era un verdadero CALVARIO en la cual estaba cohibido de realizar trabajos pesados, pues ello motivaba que, sintiera el corazón salírseme por la boca. Hoy realizo cualquier esfuerzo y gracias al uso de tan maravilloso producto, ningún trabajo me arredra a realizarlo.

Los más orlados confalones que como ribetes de gratitud acrisolada adornan los lampos de mi conciencia, pues al conocer al polifacético profesor y maestro de ciencia y de conciencia el humilde Profesor Guaroa Moreta, es para mí haber profesionista, algo que me hace ser una fidedigna agradecida al Dios Eterno, por los tantos y valiosos dones que me ha hecho merecedor. Este humilde forjador de la poesía, la sabiduría y la ciencia, ha dado a mis sanas conquistas de esforzada mujer, caudales que a mi alma y a mi conciencia han sido experiencia que satisfacen mis más adentros haberes, culturales, científicos y morales. El uso de productos como

          Prof. Rafael Guaroa Moreta Batista

el CARDIOPATISAN le han dado al bien familiar logros que hoy me llevan a la verdad sincera de darle gracias a Dios y a este hombre pensador sudador y cultivador del más sano y verdadero Amor. Gracias al Dios Eterno, gracias Profesor Moreta, por los innumerables bienes que sus producciones científicas literarias y amorosas le han dado a todo el bien familiar.
Ing. Arcadia Francisco

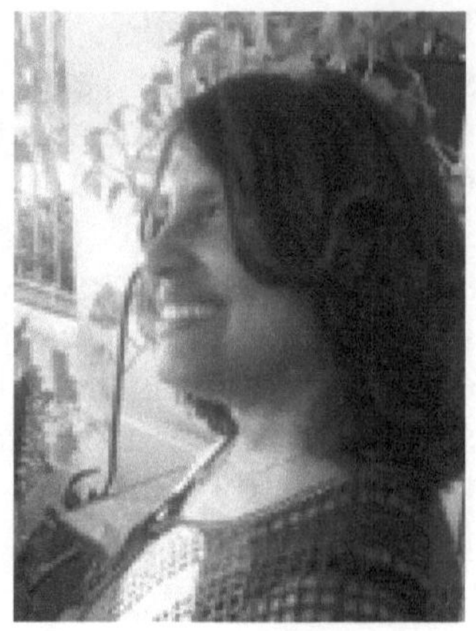

Amebín

Doctor Cesar Dalmasi

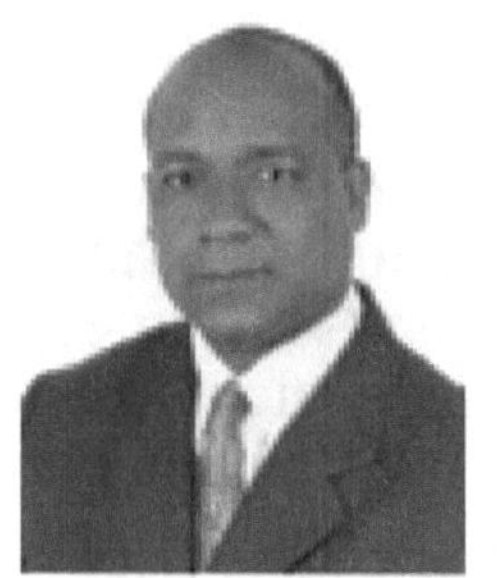

En mi condición de catedrático de la comunicación en las principales universidades del país, ello no me ha sido óbice, para que usara el fabuloso AMEBIN en el insufrible mal de la amebiasis. Usé con toda confianza el galón de la susodicha pócima y el resultado fue, verme libre de tan peligroso e insidioso mal.

Prostatín

Me vi afectado en una condición muy grave de una inflamación prostática, por ello recurrí a los medicamentos alopáticos los cuales use y no dieron al traste con mi mal. Sangraba y padecía dolores muy fuertes, ante esta situación, me dirigí donde mi amigo el profesor Guaroa Moreta, él me sugirió usar dos litros de su maravilloso producto PROSTATIN, con la ingesta del primer litro me mejoré bastante y me decidí a tomar el otro, con el cual gracias a Dios me cure total.
Carlos Paulino

Con la gran confianza que he logrado aquilatar en los productos del profesor Moreta, tras haberme liberado de males muy fuertes, ésto me motivó a buscar en él ayuda ante el grave mal prostático que padecía, sin buscar más motivos, el Profesor Moreta me aplico su inigualable producto PROSTATIN y gracias a él y al buen Dios de Amor, hoy soy un hombre totalmente liberado del mal prostático.
Ingeniero Pedro Morfa

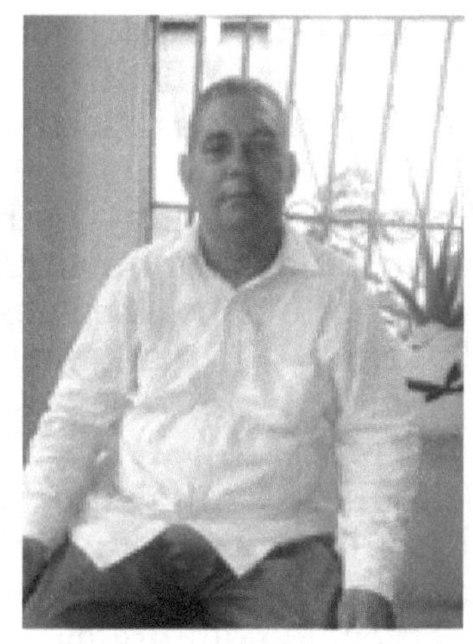

Urecal

Mis padecimientos isquémicos eran de una magnitud tal, que pese a ser un hombre activo, responsable y trabajador, me tenía casi sumido en el estado de postración, pero al llegar el Profesor Moreta y avecindarse donde yo laboro, me facilitó dos litros del inmenso URECAL, lo ingerí confiado, obedeciendo la dosis sugerida, y hoy gracias a Dios y a él puedo cumplir libre de ese mal mi compromisos laborales y producir lo necesario para mí y mis familiares. He tenido el honor de plantar en el jardín de mi casa una mata de la valiosísima Barba de Hombre con la cual se elabora esta pócima maravillosa.
William Trinidad

. . . .

En mi condición de humilde moto-concho, he estado al servicio del Profesor Guaroa Moreta, quien me dio con su producto EURECAL el gran logro de poder servirle de una manera seria y efectiva al brindarle el servicio de traerle su comida durante más de dos años. Sufría cuando empecé, tan

William de Jesús

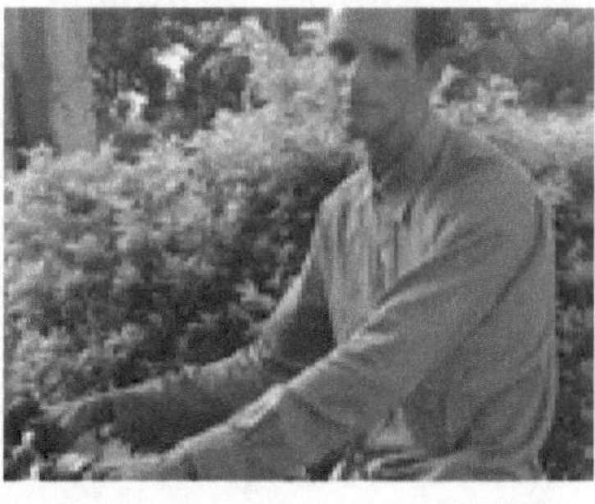

 Prof. Rafael Guaroa Moreta Batista

necesario servicio del mal de cálculo renales, el me brindo su gran producto URECAL y hoy doy gracias infinitas a Dios por darme tan significativo bien salutífero.

• •

¡Hola, soy Jhosmery La Bebe Urecal. Perla humanizada del collar de los sentimientos, tengo 7 meses de edad, nimbada por los estefanos divinales de la inocencia.

He venido a la vida gracias a la próvida bondad divina, y al connubio amoroso de mis padres la médico Rosmery Herrera y el próspero empresario ecuatoriano, Don Luis Alberto Velásquez. A mi madre se le diagnosticó en Estados Unidos, el insufrible mal de cálculos renales y para poder liberarla de ello, era necesario una urgente, costosa y peligrosa intervención quirúrgica.

Ello motivó, que ella regresara a Rep. Dom. al hogar paterno, donde comunica su aciago trance a su conceptuoso y sabio abuelo el Profesor Don Félix Fernández, quien ejerce su apostolado magisterial en la escuela que funciona en su hogar, ante esta insoslayable necesidad,

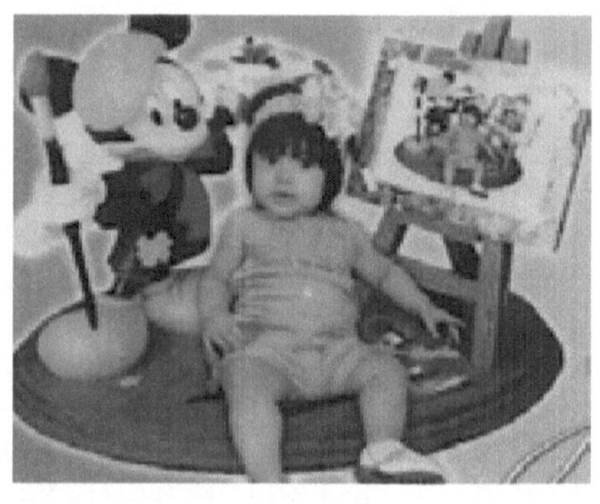

es por lo que su abuelo le sugiere de inmediato el uso del maravilloso producto Natural URECAL, creado y elaborado por el talentoso profesor Guaroa Moreta el cual lo elabora en su humilde fabrica, en esta ciudad de Bonao, a la que corresponde el nombre de industria El Rosicler, S.A., fue así como mi madre hace caso a tan atinada recomendación e ingiere la milagrosa pócima natural, logrando en los cortos días que lleva el tratamiento un éxito sorprendente, dejando sin efecto la alopática prescripción de la operación. Rechazadas las infaustas tinieblas del sufrimiento por la pócima milagrosa, se impusieron las luces del amor y envés de mi madre ser intervenida quirúrgicamente, ¡llegué yo como aljófar viviente de amor!

Medicina Natural y Gratitud Eternal   **110**

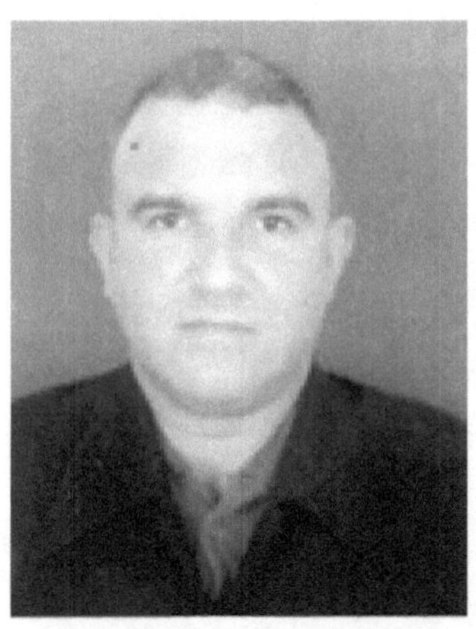

Don Epedagio Reyes

Ardía en mí, el vehemente deseo de conocer al renombrado Profesor Guaroa Moreta, esta satisfacción la obtuve por vía del invalorable, y consecuente amigo profesor Ramón Castro Veras, cuando en una noche grata he inolvidable, me llevó a su humildísimo tugurio donde residía y tenía su polifacético laboratorio. Además, de iniciar el anhelado encuentro no faltaron las expresiones muy subjetivas como el brindis de unos de sus licores renombrados y en este interludio le exterioricé el padecimiento odioso que sufría de cálculos renales. De inmediato el profesor Moreta, me entregó un galón de su efectivo producto el URECAL. Doy el testimonio verás y sincero de que a los dos días de estar usando la pócima milagrosa, dejé de sufrir los lacerantes y punzantes dolores, a la vez la satisfacción de la bebida que me hiso degustar el profesor y amigo Guaroa Moreta, me son a cada instante un imborrable placer y una acrisolada gratitud tanto a él como al Dios de Don Epedagio Reyes los Eternos Amores.

Antidiarreico

En el valioso e importante libro que me prestó el indefectible amigo Profesor Guaroa Moreta, aprendí los efectos curativos de la planta Almendra de la India, tan común en nuestra región, usé este producto y ello me dio al traste con el mal diarreico que había padecido innúmeras veces.

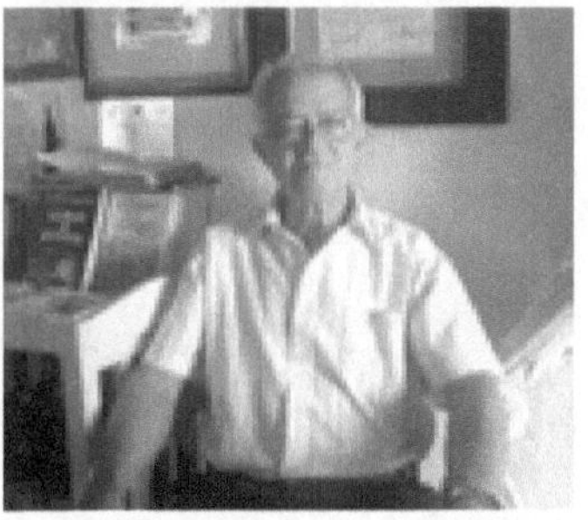

Prof. Luis Frías Abreu

    Prof. Rafael Guaroa Moreta Batista

La Figulina

Soy una mujer que he trabajado como dueña de un negocio de hacer comida lo que me facilitaba ingerir viandas productoras de grasa, por lo que mi cuerpo parecía un globo inflado, esta situación me produjo un estado de intranquilidad porque según diagnóstico médico el colesterol me estaba arropando el corazón. Aledaño a mi casa instaló el profesor Guaroa Moreta su fábrica medicológica de productos naturales, yo le hice saber

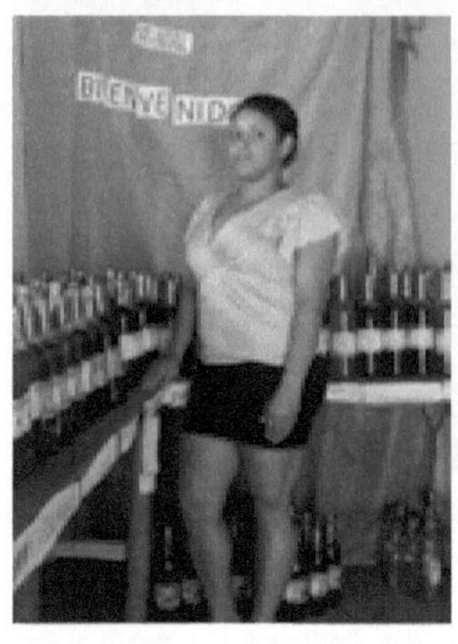

Emperatriz Tineo Emiliano

mi situación y el solicito me facilitó su gran producto LA FIGULINA, comencé a usarlo y al seguir la dieta sugerida, hoy gracias a Dios y a él, realmente parezco una figulina, con el magno logro de no padecer de anemia y perder muchas libras.

· ·

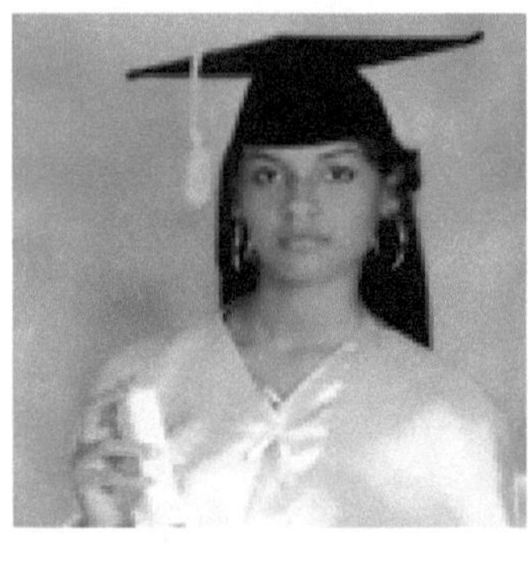

Génesis Alberto Rodríguez

Laboré un largo tiempo con el profesor Moreta con especialidad ayudándole a digitalizar su poemario Mixtura de Amor, me atacó una fuerte amigdalitis y ningún producto alopático me hizo efecto, hasta que él me aplicó su producto LA FIGULINA con solo algunas ingestas que hice, me desapareció el odioso mal. LA FIGULINA es un producto de amplio espectro que al contener una de las plantas más usadas por la humanidad desde su estadía en la tierra le, ha sido una fórmula Maravillosa. Esta planta lo es la Salvia.

Jarabe de rábanos con ajo

He sido un asiduo usuario de los productos del profesor Guaroa Moreta, y todos en verdad me han dado bienes tan efectivos como la luz a las tinieblas. La gran fórmula del JARABE DE RABANOS CON AJOS me liberó de una artritis muy aguda por la cual casi llegué a los linderos de la minusvalidez.
Doctor Alexis Mármol

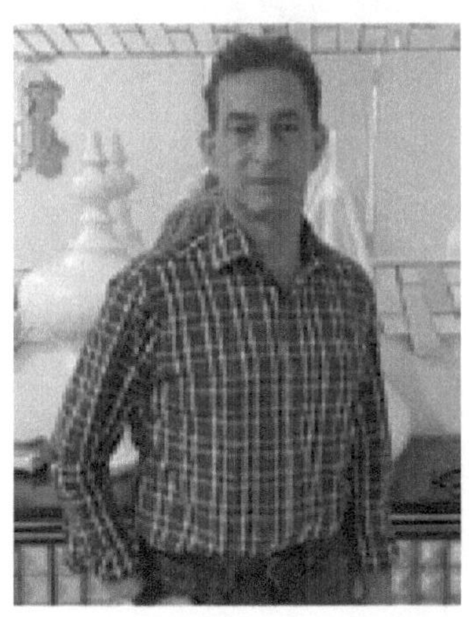

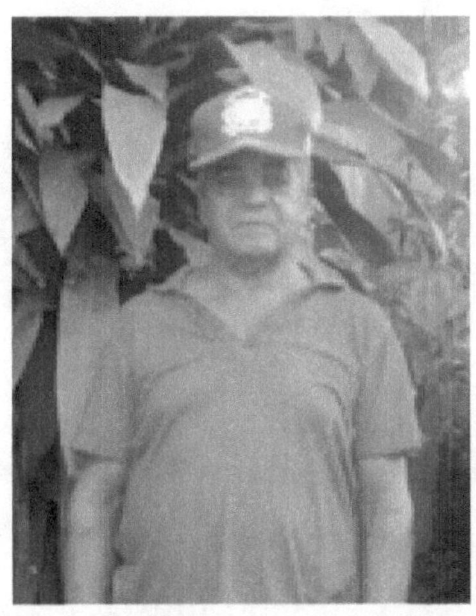

Pascual Coronado Nivar

Por largo tiempo, el profesor Guaroa Moreta y yo hemos cultivado una amistad que nos han brindado los mejores frutos afectivos. En la última etapa de sus días, el profesor Moreta, se ha dedicado a la elaboración de productos medicinales naturales, entre los cuales se encuentra el maravilloso JARABE DE RÁBANOS CON AJOS con el cual al usarlo me ha producido efectos que bien podrían considerarse invalorables para mi salud, pues hoy no sufro los problemas virales y gripales que tanto me aquejaban, y me ha sido efectivo en la erradicación del odioso y molestoso reumatismo. Gracias a Dios y a mi dilecto y vertical amigo profesor Moreta, por ayudarme a lograr estos dorados vienes salutíferos.

 Prof. Rafael Guaroa Moreta Batista

Jarabe de rábano yodado

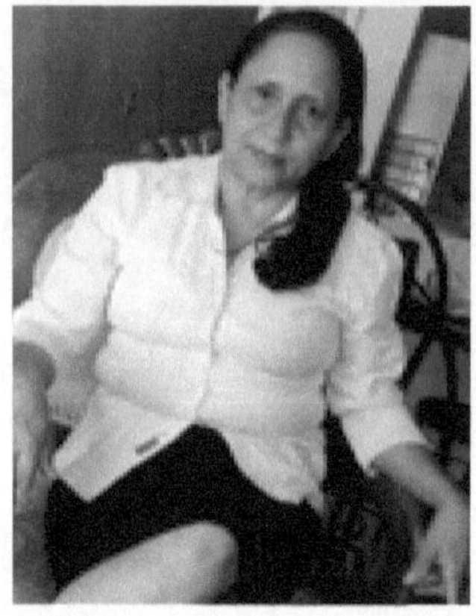

Virginia Veras

Tuve la suerte de ser vecina del profesor Moreta cuando este se trasladó a vivir a Juma Adentro, forjamos una gran amistad y en ella floreció la más sólida formula del mutuo servicio. Al poco tiempo de estar usando su jarabe de Rábano Yodado tuve una mejoría que la médico, que me trataba al verme en el estado positivó que me encontraba quedó harto sorprendida.

El Bebé Feliz

Soy Darwin Morillo, cargando a mis bebés felices Jaxon y Joshua. Soy dominicano, mientras viví en Santo Domingo con mi señora hicimos relaciones muy sinceras con el Profesor Guaroa Moreta y al saber que el elaboraba productos naturales, que habían dado al traste con males terminales a

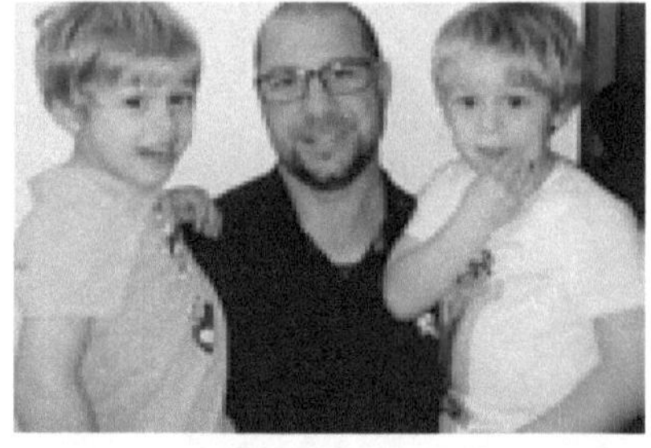

Darwin Morillo

quienes lo habían ingerido, le réferi el estado muy ardiente y ferviente de mi señora la cual no había podido quedar embarazada, le solicité su aporte para ver si con él y la decisión de Dios mi señora, podría quedar embarazada. Para dejarla conciente, de las fuentes científicas con que me he nutrido para elaborar mis positivos productos le di a conocer la anécdota del doctor Berdonce I Serra, donde refiere el acontecimiento sucedido en una ciudad del antiguo Egipto que se llamó Copto y eso lo referere en la página 854 del libro Gran Enciclopedia de las Plantas Medicinales.

Por la gracia y la misericordia del Amor Eterno, tengo la satisfacción de prorrumpirlo a los cuatro vientos por haberme permitido unirme en matrimonio con el ejemplar pastor pentecostal licenciado Ramón Mendoza, quien inquieto como el sol no se cansa de buscar las positivas luces del saber, ya que es todo

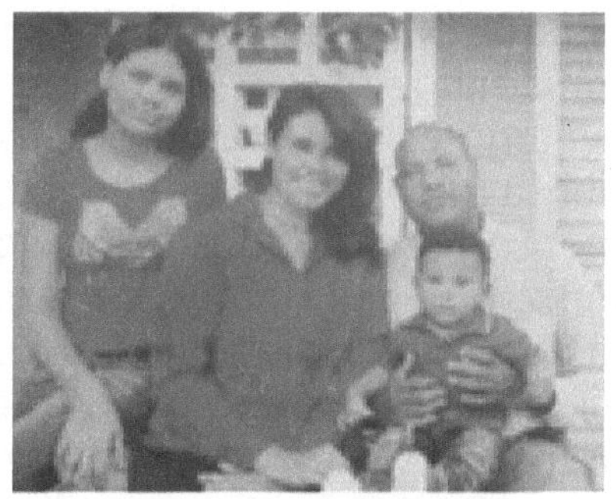

Profesora Mercedes Pérez

un polifacético profesional y un consecuente hombre, quien con altruismo sirve con idoneidad y verdad a la comunidad a la cual se debe. Tuvimos una niña hace 13 años, la cual nació robusta, no había procreado en ese lapso hasta hoy, que en una de las visitas que mi esposo hiciera al dilecto y consecuente amigo profesor Guaroa Moreta a su laboratorio EL ROSICLER, este consecuente y compartidor como es su esencia, le recomendó para mi uso un litro de su fórmula medicológica EL BEBE FELIZ el cual elaborado con los ingredientes sencillos de salvia y cloruro de sodio y su ingesta de tres tazas al día, hoy satisfechos, gozosos y felices en el hogar tenemos, la perla arrancada al collar de los sentimientos, un hijo.

• •

"En mis ardientes deseos de mujer consciente, de tener un bebé, durante 10 años visité médicos, tanto de mi pueblo como de La Vega y Santo Domingo de los cuales usé todos los tratamientos y medicamentos con que cuenta la Medicina Alopática, y mis anhelos no los vi coronados con el éxito. Pero un día, al visitar a mi abuela, ésta amiga y consumidora de los eficaces productos naturales del Profesor

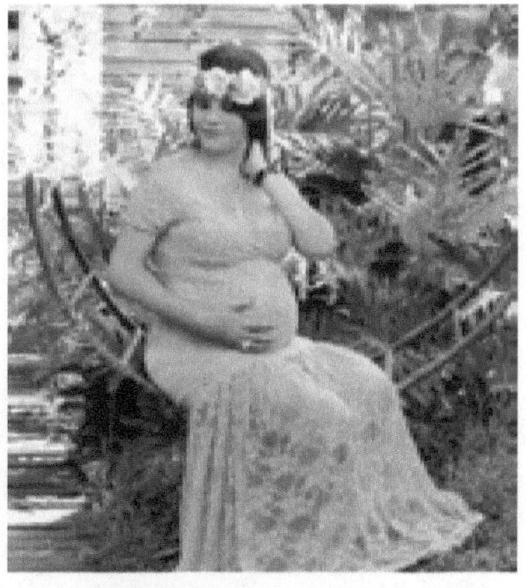

Fiordaliza Guzmán

          Prof. Rafael Guaroa Moreta Batista

Guaroa Moreta, me pidió que lo visitara, lo que realice de inmediato, y éste al verme llegar me trato con la manera ecuánime y decente que le caracteriza y al preguntarme la razón por la que le visitaba, yo le traté mi anhelo y él de inmediato me proporcionó dos litros del maravilloso producto El Bebé Feliz, y llegada a mi casa comencé el tratamiento de acuerdo a la dosis sugerida; gracias a Dios y a él, salí embarazada, y hoy al ya haber tenido cuatro hijos y mi situación económica ser un poco precaria, me veo casi en la obligación de prepararme para no tener más muchachos".

Fórmula E

Al verme atacado del insufrible y peligroso padecimiento del estreñimiento, acudí a la medicina alopática, tanto en mi pueblo como en Santo Domingo y nadie me pudo resolver mis males, ésto motivó que me dirigiera donde el profesor Guaroa Moreta y con solo dos litros, de su afamado producto FÓRMULA E, el deseo de vivir y la salud volvieron a ser mías. Gracias a Dios y a él, ya no me asustan las amenazas letales, que pueden provenir de este mal.

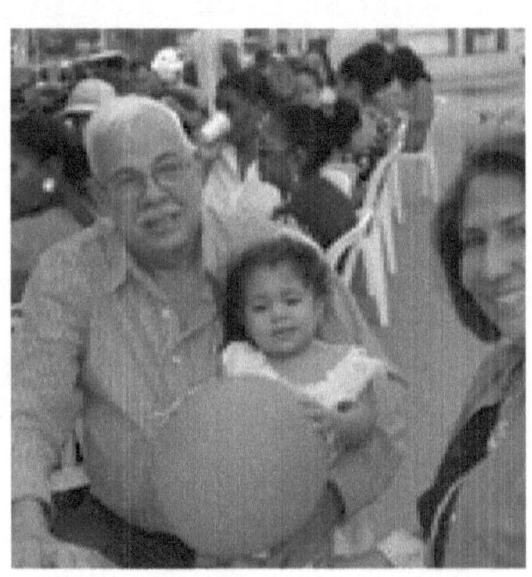

Doctor Roberto Rosario

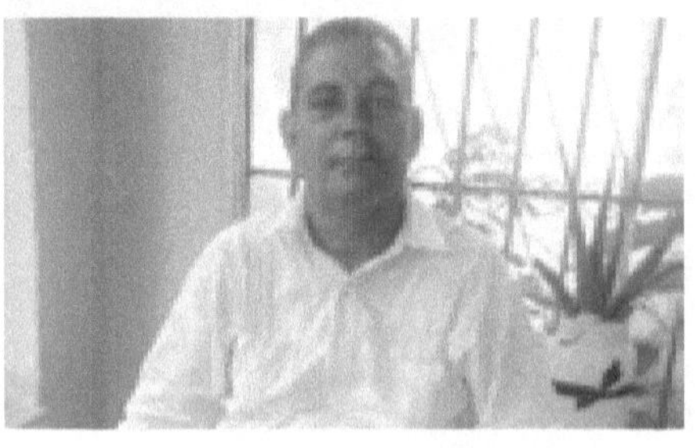

Ingeniero Pedro Morfa

El estreñimiento uno de los males más negativos que ha padecido la humanidad desde sus inicios de la vida en la tierra, un reputado médico inglés ha descubierto que este mal produce 32 tipos de venenos, por lo cual al no ser expelidos por el organismo vuelven hacer absorbidos, por lo cual son la causa de producir los males como el cáncer la diabetes, locura y otros. Yo doy el testimonio de haber sido curado de este peligroso mal con el maravilloso producto FORMULA E del Profesor Moreta.

Soy Natali burgos Moreta, desde mi tierna infancia, sufrí del mal del estreñimiento de una manera muy fuerte, mi abuelito el Profesor Moreta le dio esta fórmula maravillosa a mi mamá para que me lo administrara y al aplicármelo al rigor de la dosis para niños, los resultados fueron mi salud total. Gracias al Dios Eterno, gracias a mi abuelo, gracias a la familia.

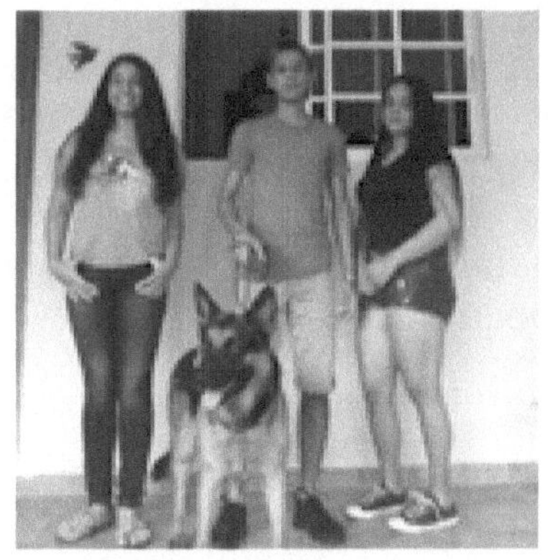

José Gabriel, Pamela y Natali con su fiel guardian Rocky.

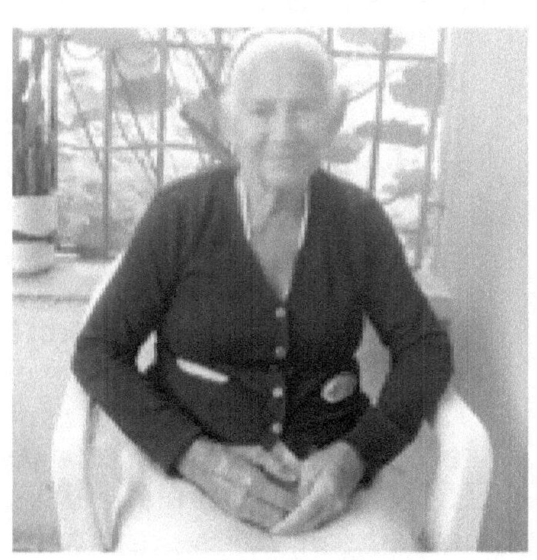

Catalina Núñez

Desde hacía tiempo venía padeciendo del odioso, insufrible y peligroso estreñimientos crónico, el cual me hacía padecer una colitis y otros males producto de este mismo mal, hasta que gracias a Dios conocí al profesor Guaroa Moreta el cual al yo exponerle mis problemas me facilitó el uso de su maravillosa FORMULA E, con la cual han desaparecido los males que me aquejaban.

 Prof. Rafael Guaroa Moreta Batista

Herpesán

Resido en Piedra Blanca y la distancian no ha sido óbice, para que los productos el Rosicler y sus bienes, hayan llegado a nuestra familia. El HERPESAN y otros, los hemos usado con logros muy positivos.

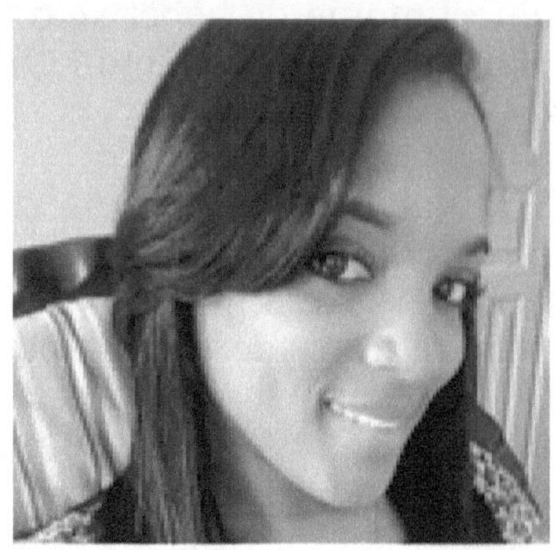

Yokasty Margarita Batista

Menstruosán

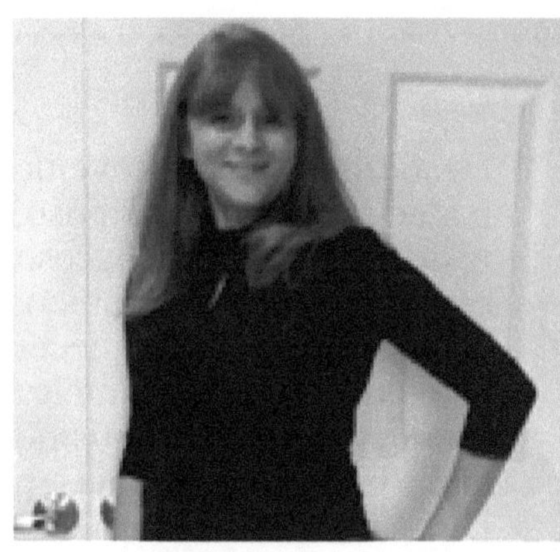

Maida Mirloth Moreta

He tenido la dicha de haber nacido de un padre que sus luchas y conquistas no nos han asegurado la adquisición de dinero, pero sí de conocimientos, que han sido efectivos a la salud y el saber de muchos seres humanos. De estos bienes, que trascienden lo palpable y efímero pero si dan aporte al infinito, que cabrá en el CIELO. Gracias al Profesor Moreta, que es mi padre y a su sorprendente producto MENSTRUOSAN, que regula la llave maestra de la vida humana, eliminando la odiosa anomalía menstrual, hoy humilde y gozosa, disfruto la vida libre de esas molestias como si fuera un sol en su estuoso cenit.

Los conocimientos de mi padre que en el orden de la medicina natural le han dado la facultad de crear pócimas extraordinarias como el efectivísimo MESTRUOSAN, que toda mujer que ha respetado la dosis indicada alcanza la salud total en el complejo síndrome menstrual. Mis hijos, han disfrutado de salud puedo darme el lujo de decir casi perfecta, porque estas

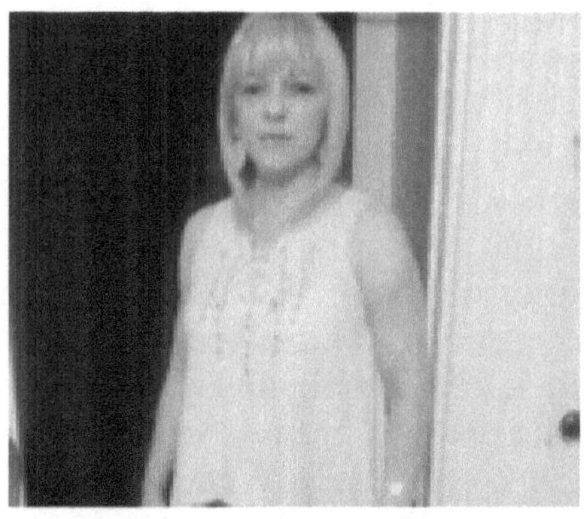

Sissy Escarleth Moreta

perlas arrancadas al acendrado collar de los sentimientos hoy refulgen como el ROSICLER en la matinal aurora al usar el inigualable Yodobet.

Llaguisán

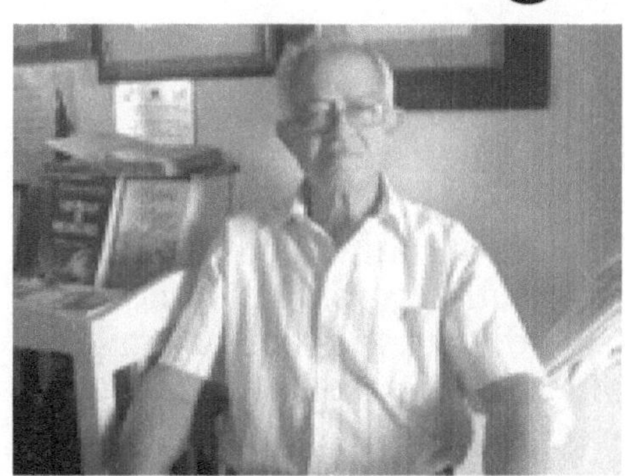

Luis Frías Abreu
E.P.D.

En el tráfago de mi ir y venir por la realista existencia, he sembrado innúmeras amistades y he sabido conservarlas, porque he puesto en acción mi creer que, la amistad que se conserva es aquella que mejor se abona, porque así en el sublime jardín, la mata de rosa produce sus rozagantes capullos,

pues así es el amor, que mientras mejor se alimenta siempre nos hará producir el fruto mejor. Este maravilloso producto el cual es elaborado a base del sublime geranio y la rastera y fastidiosa hierba suelda con suelda, barren de una manera rauda la insufrible llaga, esto lo comprobé aunque hoy extinta, se lo supe aplicar las veces necesarias a una amiga que aunque

     Prof. Rafael Guaroa Moreta Batista

falleció, logré sanarla de la llaga que padecía, esta respondía al Nombre de Dominga Reinoso y vivía en Las Delicias.

La diabetes mellitus que sufría, me estaba produciendo una llaga que ningún tratamiento que me aplicaba el médico que me trataba dicho mal, me lo había hecho desaparecer, a este estado peligroso y serio sólo pude darle al traste con el uso del maravilloso producto LLAGUISAN elaborado por el profesor Guaroa Moreta, quien ha sido gracias a Dios el

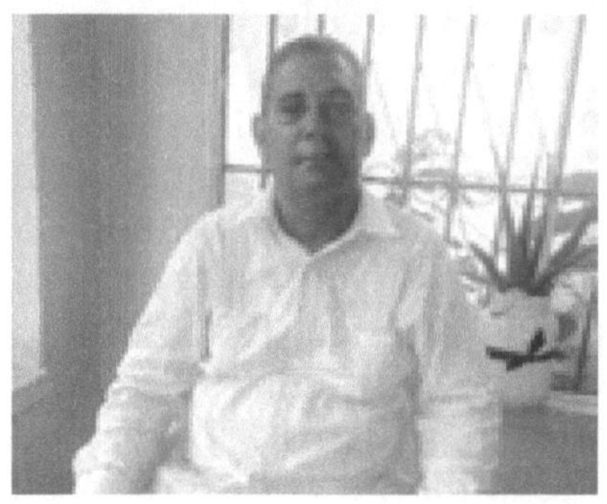

Pedro Morfa

positivo resultado de su erradicación. A quien se vea aquejado por este mal o cualquier otro problema salutífero le recomiendo que use los productos del profesor Moreta, con los cuales yo atestiguo, haber alcanzado un nivel de salud que hoy mismo sorprendo a quienes habían conocido mi deplorable estado.

Dolosán

Soy el doctor Hernán Santana quien realiza mis trabajos jurídicos adscrito al Distrito Nacional y todo el país. En ese trajinar, he tenido la satisfacción de conocer al dilecto y preclaro amigo el Lic. Guaroa Moreta y entre los tantos productos de su creatividad, que he utilizado me ha quedado la magna satisfacción de los bienes y los placeres que han dejado en mí, entre todos estos productos que me han resultado positivo por sus

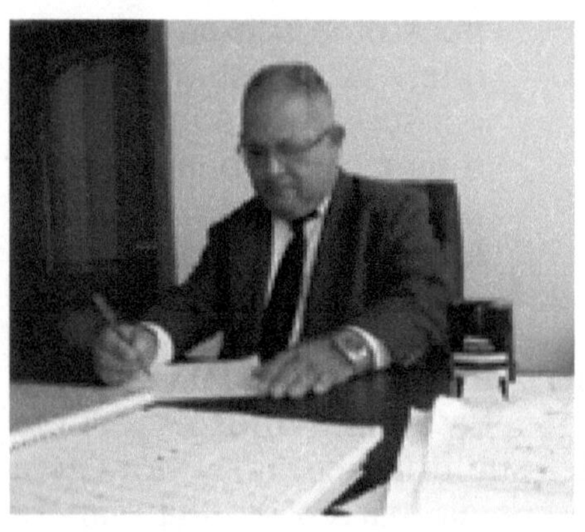

Doctor Hernán Santana

efectos efectivísimos ha sido: EL DOLOSAN.

Vino Don Guaroa

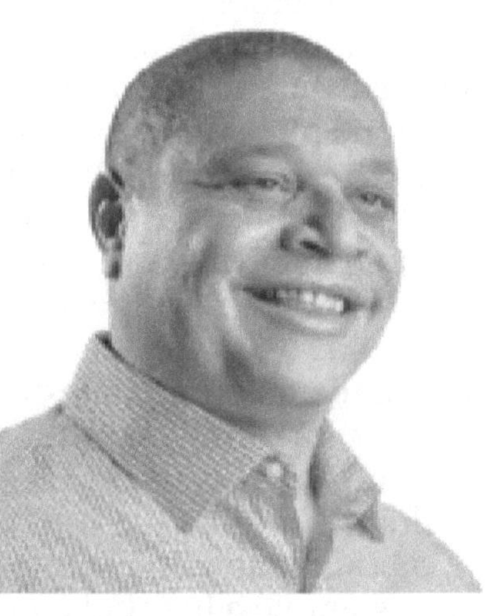

Me satisface hondamente el ser amigo muy confiable del profesor Guaroa Moreta por sus condiciones eximias de prolífico pensador, como por igual por la entrega que cual apóstol del deber le ha dado al arte de pensar y sus logros múltiples y efectivos tanto en la medicina natural como también dentro de la creatividad enotécnica, entre estos últimos figura su gran logro EL VINO DON GUAROA el cuan da al usuario el placer del gusto, el gocé de su exquisito aroma como las concesiones que el orden salutífero brindan al consumidor. Gracias profesor por haberme brindado en el deguste de sus creatividades confiables gran salud, gran placer y gran economía.
Ingeniero Wellington Mejía

Poder tener amigos confiables y fidedignos es una de las concesiones más caras y más satisfactoria que ha podido tener el ser humano de las entregas divinas, porque un amigo humilde, talentoso, sabio y laborioso como el profesor Guaroa Moreta no es común y cualquier cosa y yo tengo con satisfacción y orgullo lo prorrumpo a lo alto y bajo de los ámbitos vivenciales. Por qué esta satisfacción, carente de petulancia, pero si pletórica de verdad, porque el profesor Guaroa Moreta como el rio es compartidor y humilde y como el amor es dulce tierno, consolador en el significativo campo de su producción vinícola y medicológica ahí está lo magno y profundo de su ser. EL VINO DON GUAROA es un logro contentivo de las plantas y sustancias que su unión esotérica nos ha dado la fortuna de tener un producto de dar placer, bouquet y raudales gustativos.
Juan Carlos Dotel

     Prof. Rafael Guaroa Moreta Batista

El profundo deleite gustativo que me ha proporcionado la ingesta del maravilloso producto, que de una manera muy sorprendente logra crear el maestro Guaroa Moreta, me ha hecho creer que es realidad meridiana de que: no existe lo imposible, sino los incapaces, es sorprendente como muestro

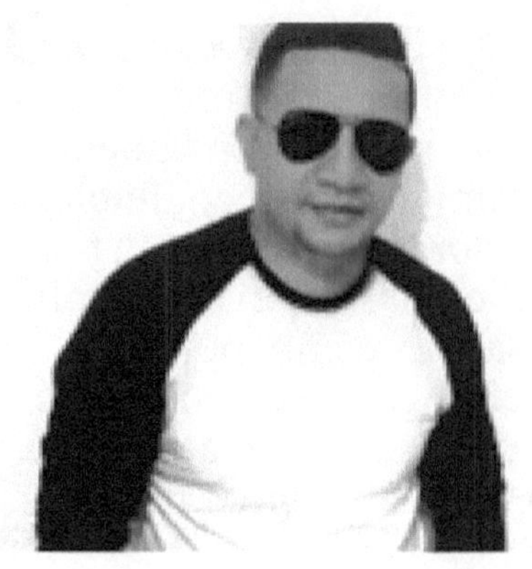

amigo y maestro el profesor Guaroa Moreta puede lograr en estas mixturas como el Licor del Amor, logra. Exquisitez más profunda, el bouquet más delicioso y haberle aditado a este su incomparable logro un verdadero y maravilloso caudal de bienestar que a la salud corporal de quien lo ingesta es un bien casi fantasioso.   Profesor Julián Morillo

Licor del amor

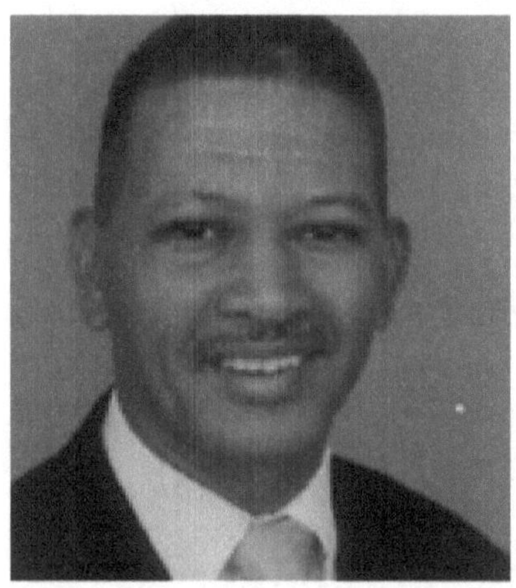

Lic. Santiago de la Cruz

Para la recién pasada navidades tuve la satisfacción y el privilegio de degustar como bebida para el deleite familiar la inmensurable fórmula del LICOR DE AMOR, el cual se elabora con plantas del ambiente tropical que como la cecropina, la anana sativa, y el gran ginseg coreano. Esta fórmula, ha sido placer y delicia y alta economía a todos los grandes consumidores que se han dado la satisfacción de renunciar al uso de licores de fabricación extranjeras de elevados precios casi imposible a quienes son carentes de fortuna económica.

Me ha dado la madre y sabia naturaleza la fortuna satisfactoria de haber convivido alero con alero con el genial creador de las obras literarias, vinícolas y medicológica que han salido profusas del sudor y la laboriosidad del profesor Guaroa Moreta, desde mi habitáculo en los Pedregones sección de la Salvia donde natura pródiga me dio el privilegio de haber nacido, allí conviví con el profesor Guaroa Moreta, donde nos da la satisfacción de haber escrito

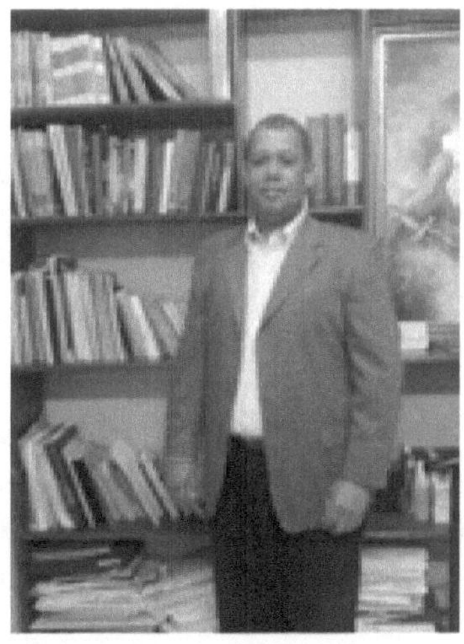

su enjundioso libro de máximas y aforismos GIRONES SAPENCIALES y donde al arte enotécnico mundial me pudo brindar otras fórmulas muy avanzadas. En el trajín literario he sido privilegiado como el principal prolonguita de sus obras, estos trabajos han sido considerados por enjundioso y calificados pensadores como el doctor don Francisco Comarazami y que lo han considerado como verdaderas joyas del arte maestro universal. Su gravosa situación valetudinaria y su estado minusválido no le han sido óbice ni rémoras obstaculizadoras pues verdaderamente nos sorprenden, nos deleitan y nos enseñan.
Dr. Juan Luciano Amadis R.

Condumio de Amor

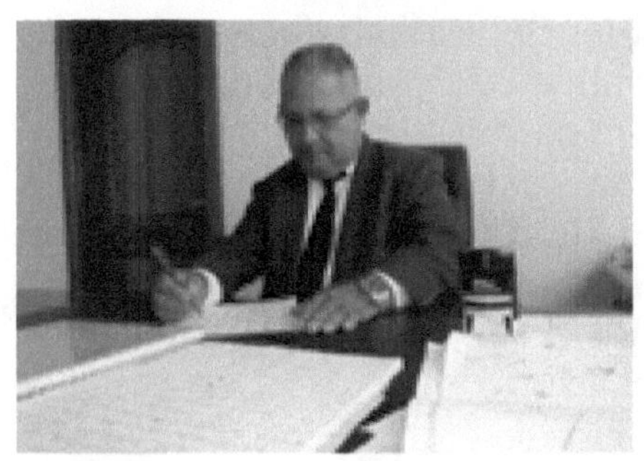

He recorrido el país entero y otros países en mi condición de ingeniero y periodista, y por tal razón he tenido que comer innúmeros platos y usar sazones muy recomendados por quienes han tenido que degustar

     Prof. Rafael Guaroa Moreta Batista

diferente viandas de muy calificados cocineros, no puedo negar, que muchos de ellos han dejado harto satisfecho mi avidez gustativa. Cierto es, el placer y deleite de ellos me han dado expectativas muy profundas, pero como la fórmula de cualidades sorprendentes en el arte culinario pero con los del profesor y amigo Guaroa Moreta, he logrado alcanzar el clímax del placer.

Doctor Hernán Santana

. . . .

Como un buscador de principios y verdades de norte a sur en el mundo he sido, he tenido en diferentes continentes tener que satisfacer mi deleite gustativo con condimentos y aderezos creados y brindados por diferente razas, no puedo negar ni dejar de darle el lugar cimero que ocupan en el afamado arte gourmet pero me veo obligado a testimoniar que como la joya

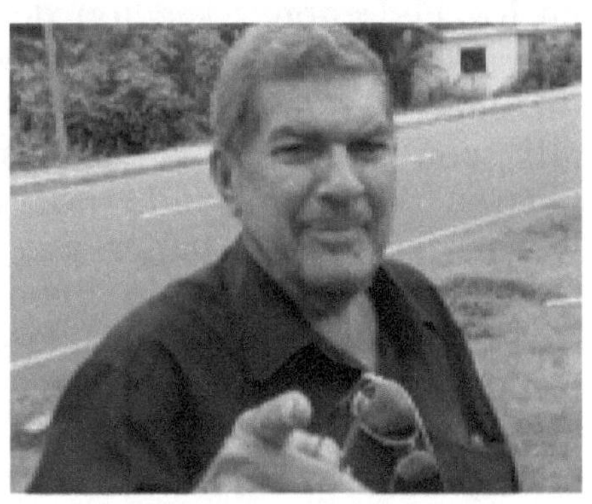

Ingeniero Rolando Reyes

gustativa del Profesor Moreta, el Condumio de Amor, no lo he encontrado mejor.

Raticida el Milagro

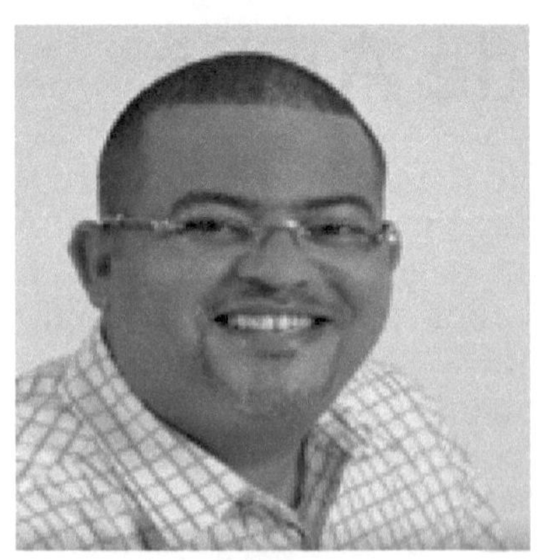

Harto sorprendido, en mi condición de buscador de algo que en el aspecto industrial que dejara satisfecho el poder saber que apareciera en la inventiva humana un producto tan real que a todos los seres de la creación especialmente al hombre lo pudiera ingerir con los resultados sorprendentes de ser inocuo, es decir no veneno,

pero que al mezquino y dañino ratón al ingerirlo lo matara.
Al haber invitado a mi programa de televisión que diariamente
se realiza por la potente televisora el canal 8 de Yuna visión
al profesor Guaroa Moreta, prolífico inventor de fórmulas
medicinales y de otras índoles, pues los logros de este
polifacético hijo de este pueblo son sorprendentes. Ingerí el
raticida EL MILAGRO y ¡oh realidad! No me envenenó. Es
totalmente inocuo.
Dr. Francisco Moreta Pérez

Prof. Rafael Guaroa Moreta Batista

La realidad fue que en mi rebeldía con el señor secretario de Educación Carlos María Hernández fue que a mí se me destituyó del cargo de Inspector de Educación, pero esto no me motivó a que yo siguiera plegado a la superior jerarquía, porque mi rebeldía dio como cosecha de que yo me quedara sin empleo, pero la de los mártires profesores que laboraban con especialidad en las montañas donde se producía el café con la abundancia de las aguas en los ríos no se le tocó en nada, sino que la Secretaria de Educación tuvo que dejar sin efecto las amenazas de cancelaciones y crear en nuestro municipio la Zona Cafetalera para que nuestros campesinos pudieran darse la satisfacción de aprovechar toda la cosecha de ese valiosísimo grano.

Gracias eternales al amoroso Padre del Amor y de la Sabiduría EL DIOS ETERNO, y gracias humildes y sinceras a todos aquellos que en mis tráfagos y trabajos me han sido asidero valedero, para recorrer los senderos sinuosos de la vida y alcanzar los sapiensiales conocimientos.

Gracias Eternales.

Epílogo

Una de las más difíciles tareas del hombre es crear un satisfactorio nivel de consonancia entre sus ideas y su praxis diaria. Esta ha sido, de hecho, una de las más lacerantes fuentes de angustia y vacío existencial del ser humano a lo largo de la humanidad.

Sin embargo, tanto la historia como nuestro diario vivir nos han mostrado a hombres y mujeres que han logrado romper los grandes escollos que impiden hacer posible la buinivocidad entre pensar y hacer, y la mayoría de ellos lo ha logrado a través de poner sus conocimientos y habilidades al servicio de los demás.

Un ejemplo vivo, vívido y vibrante lo es el iluminado intelectual y noble ciudadano Rafael Guaroa Moreta Batista, quien a lo largo de su fructífera existencia ha sabido ser una especie de tubo por donde ha fluido lo más granado del conocimiento, la literatura y la medicina natural al servicio de su pueblo.

Medicina Natural y Gratitud Eternal es mucho más que un testimonio de vida útil, de compromiso social, conciencia cívica y gallardía para romper con las ataduras del poder y enrumbarse por una nueva vida, con la misma actitud de servicio, pero con un renovado instrumento: la medicina natural.

En Medicina Natural y Gratitud Eternal, su autor,

     Prof. Rafael Guaroa Moreta Batista

el ínclito maestro Guaroa Moreta, nos ofrece una refrescante y detallada narración de los acontecimientos de su vida que acicatearon su incursión en el fascinante mundo de la medicina natural; pero más que todo, extiende el laurel de la gratitud y reconocimiento a todos aquellos que, con sus experiencias y con los recursos pecuniarios, convirtieron El Rosicler, no solo en una industria medicinal, sino en un orgullo para nativos y foráneos.

Un segmento de esta bien estructurada y concebida obra, que particularmente me sensibiliza y apasiona, lo es el conjunto de testimonios que aparecen en la misma. Allí, y siendo la gratitud una virtud que parece en peligro de extinción, diversos ciudadanos de nuestro pueblo, de todas las edades y condiciones sociales, expresan devocionario agradecimiento al Maestro Moreta por haber menguado sus dolencias y mejorado su calidad de vida; pero no lo hacen con motivación lisonjera alguna ni con afán promocional, sino más bien como una clarinada al pueblo de Bonao y al mundo de la valía de este ser excepcional con quien nos ha tocado compartir terruño.

El subtítulo de El Rosicler encabeza un estamento fundamental de esta significativa obra, donde su autor, en un inusual desprendimiento del derecho a no revelar los componentes de sus preciados productos, pone en manos de sus clientes, actuales y futuros, un bien ilustrado catálogo de sus creaciones salutíferas, con sus propiedades, fuentes y dosis en que deben ingerirse.

Invito a todos los ciudadanos de cualquier región del mundo, y de manera especial a los de mi pueblo y país, a leer este invaluable testimonio de un hombre que no ha descartado vías y formas para colocar su preclara inteligencia y dotes al servicio de los demás.

Prof. Julián Morillo Casado

          Prof. Rafael Guaroa Moreta Batista